dr. M.F. Cox, huisarts

C.M. van der Feltz-Cornelis, psychiater-epidemioloog

dr. B. Terluin, huisarts

Somatisatie

Practicum huisartsgeneeskunde

een serie voor opleiding en nascholing

redactie

dr. B.J.A.M. Bottema

dr. H.E. van der Horst

drs. J. Talsma

dr. J.O.M. Zaat

dr. M.F. Cox, huisarts
C.M. van der Feltz-Cornelis, psychiater-epidemioloog
dr. B. Terluin, huisarts

Somatisatie

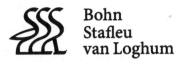

Bohn
Stafleu
van Loghum

Houten, 2017

Eerste druk, Elsevier/Bunge, Maarssen 1999
Tweede (ongewijzigde) druk, Bohn Stafleu van Loghum, Houten 2017 ·

ISBN 978-90-368-1889-6   ISBN 978-90-368-1890-2 (eBook)
DOI 10.1007/978-90-368-1890-2

NUR 741
Omslagontwerp en typografie: Marianne Elbers, Amsterdam

Bohn Stafleu van Loghum
Het Spoor 2
Postbus 246
3990 GA Houten

www.bsl.nl

Voorwoord

Somatisatie komt veel voor in de huisartspraktijk. Het kan leiden tot een verhoogde medische consumptie, iatrogene schade, ernstig disfunctioneren, werkverzuim en zelfs arbeidsongeschiktheid. Het is niet alleen een persoonlijk probleem van de patiënten, maar ook een medisch en maatschappelijk probleem. Door hun positie in de eerste lijn spelen huisartsen een cruciale rol in het beloop van somatisatie. Ook kunnen zij een belangrijke rol in de behandeling vervullen. Daarbij komt het aan op algemene zaken, zoals attitude, de arts-patiëntrelatie en gespreksvaardigheden. Daarnaast zijn specifieke vaardigheden van belang, zoals het kunnen herkennen van somatisatie, het opsporen van specifieke uitlokkende factoren, het toepassen van eenvoudige interventies of het motiveren voor verwijzing. In de beroepsopleiding tot huisarts en in nascholing wordt relatief weinig aandacht besteed aan de behandeling van somatiserende patiënten in de praktijk. Met dit boek willen we hiertoe een handreiking bieden. Daarbij gaan we in op de herkenning in de praktijk, het opzetten van een tweesporenbeleid en het leren vermijden van valkuilen. Wil men het kostenaspect voor de gezondheidszorg en de belasting voor de huisarts onder controle kunnen houden, dan is immers een goed 'case-management' van somatiserende patiënten nodig. Dit boekje is een praktische gids voor de aanpak van somatisatie in de huisartspraktijk. Wij hopen dat het velen tot steun zal zijn bij de omgang met deze soms moeilijk te behandelen patiëntengroep.

Zomer 1999

Inhoud

Kunnen het spanningen zijn?

Somatisatie bij een vrouw met stress

Casus

Op maandagmorgen zit zij in de wachtkamer geduldig te wachten tot ze aan de beurt is. Ik roep haar binnen en nodig haar uit om te gaan zitten. José is een tamelijk forse vrouw met een vriendelijk gezicht. Zij is 40 jaar, getrouwd en moeder van twee tieners. Zij is sinds ongeveer acht jaar in de praktijk en komt iets vaker dan de gemiddelde vrouw van haar leeftijd: ongeveer vijf tot zes keer per jaar, meestal voor betrekkelijk onschuldige kwalen. Het afgelopen jaar heb ik een chronische aspecifieke rhinitis (twee consulten), een hielspoor, een otitis externa (twee consulten) en een cystitis geregistreerd.

José heeft last van buikpijn linksonder en haar ontlasting is vaak 'schuimig, tot diarree toe'. Ik vraag hoe lang ze deze klachten heeft (twee weken) en hoe vaak per dag zij diarree heeft (nul tot drie keer per dag).

Hebt u al enig idee waarvoor José komt?

Buikpijn en diarree, dat kan natuurlijk van alles zijn. Meestal is het onschuldig. Een tweesporenbeleid vereist een exploratie van mogelijke somatische oorzaken en eventuele psychosociale oorzaken. Voortgaan over twee sporen betekent idealiter dat beide sporen tegelijk worden gevolgd of op zijn minst afwisselend: niet eerst het somatische spoor en als dit doodloopt pas het psychosociale spoor. Wanneer de klacht niet indrukwekkend is, is het des te belangrijker de hulpvraag te achterhalen. Waar ligt de prioriteit voor de patiënt? De in de jaren zeventig populaire vraag 'Wat denkt u er zelf van?' is tegenwoordig in onbruik geraakt vanwege de soms kribbige respons van patiënten. 'Ik zou het niet weten. Daarvoor kom ik nu juist bij u. U bent toch de dokter?' Alternatieve vragen zijn: 'Bent u ongerust?', 'Kunt u mij vertellen wat u van mij verwacht?', 'Wat wilt u van mij weten?' In veel gevallen is het niet moeilijk de hulpvraag op tafel te krijgen.

Vervolg casus

'Heb je ook nog andere klachten? Ben je moe? Gespannen? Hoe gaat het slapen?' vraag ik. José heeft geen andere klachten, alleen buikpijn en soms diarree.

'Wat wil je van me weten of wat wil je dat ik voor je doe?' 'Ik wil weten of het iets ernstigs is of dat het van spanningen kan komen,' antwoordt José. De hulpvraag lijkt duidelijk. In de probleemlijst zie ik dat ik vijf jaar geleden de diagnose 'spastisch colon' heb gesteld.

Hoe zou u verdergaan?

Uit de hulpvraag blijkt dat José er al rekening mee houdt dat haar klachten door spanningen worden veroorzaakt. Komt zij nu speciaal naar de huisarts om haar ongerustheid over 'iets ernstigs' te verhelpen? Of zou zij haar klachten en ongerustheid daarover aangrijpen om haar spanningen te ventileren? U zou als huisarts op dit moment kunnen kiezen voor eerst geruststellen wat betreft de aard van de lichamelijke klachten, ingaan op de ongerustheid, of eerst de spanningen exploreren. Er zijn verschillende wegen:

– Eerst geruststellen door een gericht lichamelijk onderzoek waarbij u op basis van uw deskundigheid als huisarts bepaalt tot hoever het onderzoek moet worden uitgebreid. Dit heeft alleen zin als de patiënt een groot vertrouwen in u heeft. U stelt als het ware dat u wel weet welke ernstige oorzaken achter de gepresenteerde klachten zouden kunnen schuilgaan en dat uw onderzoek voldoende is om deze narigheid uit te sluiten. Ingeval de angst van de patiënt een uitzonderlijke aandoening betreft waar u zelf niet aan denkt, riskeert u de patiënt niet gerust te kunnen stellen. Bij een keuze voor deze – in veel gevallen ongetwijfeld meest efficiënte – aanpak is het verstandig te letten op signalen van de patiënt die duiden op onvrede of onvolledige geruststelling.

– Eerst geruststellen door een exploratie van haar ongerustheid en een daarop aansluitend beleid instellen. Waarvoor is José bang? Hoe kunt u deze angst wegnemen? Kunt u dat met eenvoudig onderzoek of moet hier laboratorium- of röntgenonderzoek aan te pas komen? Of misschien wel een verwijzing naar een specialist? Het ingaan op de ongerustheid is de veiligste manier om tot een gedegen geruststelling te komen. In elk geval loopt u niet het risico voorbij te gaan aan een specifieke angst van de patiënt voor een aandoening waar u zelf nog helemaal niet aan had gedacht. Stel dat José iets had gelezen over mesenteriale trombose, dan zou u haar niet gerust kunnen stellen met een lichamelijk onderzoek.

– Een exploratie van de spanningen. Dit ligt het meest voor de hand als u vermoedt dat de behoefte om de spanningen te bespreken belangrijker is dan de behoefte aan geruststelling. Een mogelijk nadeel van deze aanpak is dat de patiënt het gevoel kan krijgen dat u de lichamelijke klachten niet serieus neemt. Een goede arts-patiëntrelatie is hierbij van belang.

Stress

Het moeilijk te definiëren begrip 'stress' verwijst naar het feit dat levende organismen – dus ook mensen – zichzelf in een bepaalde evenwichtstoestand (homeostase) moeten zien te handhaven terwijl ze bepaalde persoonlijke doelen nastreven. Wanneer dit veel moeite kost of zelfs dreigt te mislukken, ontstaat er een spanningstoestand: de stressreactie. Omstandigheden die het evenwicht bedreigen, worden 'stressoren' genoemd. Dit betreft levensgebeurtenissen, problemen en overbelasting.

– Levensgebeurtenissen zijn eenmalige gebeurtenissen die een kleine of grote verstoring in het levenspatroon met zich meebrengen. Ze kunnen variëren van een verkeersongeluk met enkel blikschade tot het overlijden van de partner. Aan levensgebeurtenissen als stressor kleven twee aspecten: emotionaliteit en verandering. Sommige gebeurtenissen, bijvoorbeeld het ziek worden van een geliefde, veroorzaken een emotionele schok die moet worden verwerkt. Andere gebeurtenissen, bijvoorbeeld een verhuizing, worden meer gekenmerkt door veranderingen waaraan men zich moet aanpassen.

– Problemen hebben te maken met de persoonlijke doelen die iemand nastreeft. Wanneer zich een omstandigheid voordoet waardoor een nagestreefd doel moeilijk of helemaal niet meer kan worden gerealiseerd, wordt dit als een probleem ervaren. Als reactie daarop zal men trachten de omstandigheid zodanig te wijzigen of te omzeilen dat het doel alsnog bereikt kan worden. Wanneer dit niet mogelijk is en het doel definitief onbereikbaar is, zal men het doel loslaten en zich op andere doelen richten.

– Overbelasting is het resultaat van te veel tijd en energie moeten investeren in het voldoen aan dagelijkse verplichtingen (vooral in werk en gezin), zodat te weinig tijd beschikbaar is voor het herstel van krachten.

Als stressreactie kennen we twee vormen: 'distress' en somatisatie. De belangrijkste distressklachten zijn lusteloosheid, gespannenheid, labiliteit, prikkelbaarheid, slaapproblemen en concentratieproblemen. Dit zijn de emotionele symptomen van een stressproces. Daarnaast en/of in plaats daarvan kunnen lichamelijke spanningsklachten (somatisatie) optreden.

Herkenning van somatisatie

Somatisatieklachten zijn in de eerste plaats te herkennen aan hun aard. Het betreft vaak klachten zoals hoofdpijn, duizeligheid, nek- en rugklachten, hartkloppingen, benauwdheid, pijn in de borst en maag-darmklachten. De klachten zijn vaak moeilijk te omschrijven (vaag) en wisselend. Het patroon van de klachten voldoet niet aan dat van een somatische aandoening. Soms hebben de klachten zelfs een eigen patroon, zoals spanningshoofdpijn, die uit de nek komt, en prikkelbare-darmsyndroom, waarbij de ontlasting vaak van een wisselende consistentie is.

In de tweede plaats kan men somatisatie op het spoor komen wanneer er ook distresssymptomen aanwezig zijn. Wanneer de huisarts bang is voor weerstand bij de patiënt tegen het exploreren van psychosociale oorzaken, kan hij beginnen met het vragen naar moeheid en de kwaliteit van het slapen. Veel mensen brengen deze klachten nog niet direct met psychische zaken in verband.

Uiteraard helpt het vinden van een relatie met stressoren bij het herkennen van somatisatie. Ten slotte is somatisatie te herkennen aan signalen van 'somatische fixatie' (zie verder).

De rol van de huisarts

Bij somatisatie is het van belang dat de huisarts de patiënt geruststelt wat betreft de lichamelijke klachten, de relatie met stress legt en de patiënt (zo nodig) ondersteunt in het vinden van een adequate stresshantering.

– Geruststelling

Ongerustheid over een mogelijke lichamelijke oorzaak van de klachten is een veelvoorkomende aanleiding om de huisarts te raadplegen. Het is van belang dat de patiënt het gevoel krijgt dat de huisarts de klachten en de ongerustheid serieus benadert. Bespreking van de mogelijke aandoening(en) waarover de patiënt ongerust is, kan helpen geruststelling op maat te leveren. Daarnaast dient de huisarts natuurlijk zelf na te gaan wat hij vanuit zijn eigen deskundigheid moet uitsluiten. Het is goed dit de patiënt te laten weten. Aan de hand van een gericht onderzoek en begrijpelijke uitleg moet de huisarts vervolgens de patiënt kunnen geruststellen over de lichamelijke aspecten van de klachten.

– De relatie met stress leggen

Naast de serieuze somatische benadering is het van belang dat de huisarts uitlegt dat de klachten ook door 'spanningen' of 'stress' kunnen worden veroorzaakt. Als het enkele dagen kost om via aanvullend onderzoek een lichamelijke aandoening uit te sluiten, kan de huisarts de patiënt alvast op de mogelijkheid van een andere verklaring wijzen en hem vragen daarover in de tussentijd na te denken. 'Uw klachten kunnen dus mogelijk een lichamelijke oorzaak hebben, maar ze kunnen ook heel goed op spanningen berusten. We hebben afgesproken dat u uw bloed laat onderzoeken in het laboratorium, zodat we meer zekerheid krijgen over uw lichamelijke gezondheid. Maar u weet dat we niet een dergelijk onderzoek kunnen doen om te kijken of u last hebt van spanningen. Als spanningen in uw geval een rol spelen, dan moet u dat in principe aan uzelf merken. Ik kan niet in uw hoofd kijken. Wilt u daarom, in afwachting van de uitslagen van uw bloed, voor uzelf eens nagaan in hoeverre uw klachten met spanningen te maken kunnen hebben?'

De meeste patiënten met somatisatie zullen vrij vlot voor zichzelf de relatie met stress kunnen leggen, wat natuurlijk niet automatisch inhoudt dat zij het ook hun huisarts zullen vertellen.

– Ondersteuning van een betere stresshantering

Wanneer de relatie met stress is gelegd, dient de huisarts in elk geval te bespreken of de patiënt denkt over voldoende vaardigheden en hulpbronnen te beschikken om de levensgebeurtenissen te verwerken, de problemen te hanteren en/of de overbelasting aan te pakken. Desgewenst kan de huisarts enkele gesprekken aanbieden om de concrete problemen en de manier waarop de patiënt daarmee omgaat (of kan omgaan) te bespreken. Bij onvoldoende affiniteit of deskundigheid kan hij verwijzen naar een psychosociale hulpverlener. Het Algemeen Maatschappelijk Werk is doorgaans een goed verwijskanaal in geval van levensproblematiek.

Vervolg casus

Omdat ik José goed ken, kies ik ervoor eerst de spanningen te exploreren. 'Heb je dan spanningen?'

Jazeker, José's dochter van 19 is een paar weken geleden het huis uitgegaan en op kamers gaan wonen in Amsterdam. Ze volgt daar een HBO-opleiding. 'Zo'n meisje in de grote stad. Je hoort zoveel rottigheid tegenwoordig. Ik weet wel dat ik haar los moet laten, maar het is zo'n naar idee dat ik haar niet meer kan beschermen.' José mist haar. Het is veel stiller in huis.

'Ik vind het niet zo gek dat je eraan moet wennen dat je dochter niet meer thuis woont. Zo'n nieuwe situatie kan inderdaad wel een paar weken spanningen geven. Zijn er nog andere zaken?'

Inderdaad, José's schoonmoeder heeft een darmtumor waaraan zij binnenkort moet worden geopereerd.

'Er zijn, zoals je vertelt, een paar omstandigheden die spanningen kunnen geven. Je vroeg of je buikklachten van die spanningen zouden kunnen komen. Ik denk dat dit heel goed zou kunnen. Ik heb eerder al eens een prikkelbare darm bij je gevonden, dus kennelijk zijn je darmen gevoelig voor spanningen. Wil je dat ik ook nog even naar je buik kijk om te zien of er niets anders is?'

Dat wil José wel. Bij het onderzoek van de buik voel ik een gespannen colon beiderzijds. Linksonder lokaliseren we samen de pijn. 'Dit is je dikke darm dus.'

Als we beiden weer zitten, vraag ik José of ze de spanningen zelf kan hanteren of dat ze hier nog hulp bij nodig denkt te hebben. José schudt van nee. 'Ik ben gerustgesteld. Ik kan het zelf wel aan. Als ik maar weet dat het niet ernstig is.'

'Voor je darmen kun je het best vezelrijk eten, dus veel groente en fruit, peulvruchten en bruin brood, en veel drinken, twee liter vocht per dag, dat weet je wel hè? Ik verwacht dat de klachten in de loop van twee tot zes weken geleidelijk minder zullen worden. Als dat niet het geval is, of als je merkt dat je vastloopt in het verwerken van het uit huis gaan van je dochter of de ziekte van je schoonmoeder, mag je bij me terugkomen.'

Hoe is het afgelopen?

In het leven van José hebben zich twee stresserende levensgebeurtenissen voorgedaan: het uit huis gaan van haar dochter (een belangrijke verandering) en het ziek worden van haar schoonmoeder (een emotioneel aangrijpende gebeurtenis). Zij meldt geen problemen of overbelasting.

Ik heb haar geholpen zich (meer) bewust te worden van de relatie tussen haar klachten en de stress waaraan zij blootstond. Tevens heb ik haar gerustgesteld. Ten slotte heb ik gevraagd of zij de stress zelf dacht te kunnen hanteren en haar een opening geboden om terug te komen voor het geval dit toch niet goed zou lukken.

Ik heb José niet meer teruggezien voor haar buikklachten en diarree noch voor de genoemde stressproblemen. Kennelijk kon zij het inderdaad verder zelf wel aan.

Somatisatie

Het begrip somatisatie wordt op verschillende manieren gebruikt:
- voor het aanduiden van bepaalde klachten waarvoor geen lichamelijke oorzaak is te vinden;
- voor de neiging dergelijke klachten te ervaren en er hulp voor te zoeken;
- voor het proces waarbij psychische spanningen leiden tot lichamelijke klachten;
- voor de processen waardoor deze klachten worden versterkt;
- voor bepaalde psychiatrische aandoeningen.

De diverse somatisatiebegrippen stellen verschillende aspecten centraal, maar sluiten elkaar niet uit. Somatisatie is een complex probleem met verschillende facetten. Behalve wellicht in het geval van een psychiatrische aandoening is het niet zinvol somatisatie te zien als een diagnostische entiteit. Dat neemt niet weg dat het een belangrijk klinisch fenomeen is en dat het voor de huisarts wel degelijk een apart probleem vormt.

Huisartsen worden heel vaak geconfronteerd met lichamelijke klachten die niet door een lichamelijke aandoening worden verklaard. Tegenwoordig gebruikt men vaak de beschrijvende atheoretische term 'onbegrepen lichamelijke klachten'. De invloedrijke definitie van Lipowski betrekt hierbij nadrukkelijk een gedragselement. Volgens Lipowski is er sprake van somatisatie als een patiënt de neiging heeft lichamelijke klachten te ervaren en te rapporteren die niet door een pathologische bevinding verklaard kunnen worden, ze aan een lichamelijke aandoening toe te schrijven en er medische hulp voor te zoeken. Mensen met een dergelijke neiging hoeven niet voortdurend klachten te hebben. De neiging kan bijvoorbeeld manifest worden als een stressor (zoals een examen) in het spel is. Wanneer de stressor verdwijnt, zijn ook de klachten verdwenen. Kwalificaties als 'voorbijgaand' en 'chronisch' worden meestal gebruikt met betrekking tot de duur van de klachtenperiode.

Wanneer we in dit boek de term 'somatisatie' gebruiken, proberen we dat zo veel mogelijk te doen in de betekenis van Lipowski. Daarbij is het echter niet geheel te vermijden dat we af en toe ook de 'onbegrepen' klachten op zich en de veronderstelde relatie met psychosociale oorzaken met somatisatie aanduiden.

De term 'psychosomatische klachten' zullen we niet gebruiken, omdat die verwarring zou kunnen geven met het vroegere, achterhaalde begrip 'psychosomatose', waarbij een specifiek verband wordt gelegd tussen bepaalde ziekten en onbewuste intrapsychische conflicten. Bekende voorbeelden van de 'klassieke' psychosomatosen zijn ulcus pepticum, hypertensie, hartinfarct, asthma bronchiale en colitis ulcerosa. Dit is duidelijk iets anders dan het aspecifieke, generalistische somatisatiebegrip zoals door Lipowski is gedefinieerd. Het gaat daarbij, in tegenstelling tot bij de klassieke psychosomatosen, om functionele klachten bij gezonde organen.

De somatisatie die José in de besproken casus laat zien, is de lichtste vorm van somatisatie onder invloed van stress. Zij heeft een lichte neiging dergelijke klachten te ervaren en daarvoor hulp te zoeken, maar het neemt zeker geen dramatische vormen aan. Zij heeft ook slechts een heel lichte neiging haar klachten toe te schrijven aan een lichamelijke aandoening, die in feite niet verdergaat dan een zekere ongerustheid daarover. Zij is echter snel bereid aan te nemen dat de klachten door spanningen komen. Zij vertoont na het bezoek aan de huisarts geen somatisatie meer.

Nerveus-functionele klachten

Een begrip dat verwant is aan somatisatie, is de in de Continue Morbiditeitsregistratie (CMR) van het Nijmeegs Universitair Huisartsen Instituut gebruikte term 'nerveus-functionele klachten'. Men spreekt van nerveus-functionele klachten als er sprake is van lichamelijke klachten zonder lichamelijke verklaring en het waarschijnlijk is dat de klachten een psychosociale oorzaak hebben. Deze omschrijving bevat dus een etiologische component. Uit onderzoek is gebleken dat 10% van alle diagnosen in de huisartspraktijk een nerveus-functionele klacht betreft. Gedurende een observatieperiode van zeven jaar werden bij 45% van de ingeschreven patiënten nerveus-functionele klachten geregistreerd, vaker bij vrouwen dan bij mannen. Bij meer dan 80% van deze patiënten waren de klachten voorbijgaand. Dit is dus een zo veel voorkomend verschijnsel dat we het wel als 'normaal' kunnen beschouwen.

Als oorzaak van onbegrepen lichamelijke klachten wordt doorgaans gedacht aan onwelbevinden en stress. In Nijmegen heeft men gewezen op het belang van de omgeving (met inbegrip van de huisarts) op de ontwikkeling van somatisatie.

Somatische fixatie

Een ander verwant begrip is het concept 'somatische fixatie'. Dit is in de jaren zeventig ontwikkeld door het Nijmeegs Universitair Huisartsen

Instituut. We spreken van somatische fixatie als 'mensen door een proces van voortdurend inadequaat omgaan met en reageren op ziekte, klachten of problemen, door henzelf, door hun sociale omgeving of door vertegenwoordigers van de gezondheidszorg, meer dan nodig afhankelijk worden van anderen, met name van medische hulpverlening of zelfs gaan vastlopen in het medisch kanaal.'

Het concept is gebaseerd op een theoretisch model over het ontstaan van ziekte en ziektegedrag. In dit model neemt de cyclus, ofwel kringloop van 'gebeurtenis – inadequate reactie – ziekte/onlustgevoelens – gebeurtenis' een centrale plaats in. Er kunnen drie verschillende kringlopen worden onderscheiden.

De eerste is de interne kringloop. Hierin staat de wijze waarop de patiënt zelf met de klachten of problemen omgaat centraal. De externe kringloop ontstaat door een wisselwerking tussen de manier van reageren bij de patiënt zelf en de reactie daarop van personen uit diens omgeving. De derde kringloop, de huisarts-patiëntkringloop, ontstaat door de wisselwerking tussen de manier van reageren bij de patiënt en de reactie van de huisarts daarop. Het proces van somatische fixatie kenmerkt zich door het voortdurend doorlópen van deze kringlopen. Het kan zich afspelen rondom vage klachten, maar evenzeer rondom reële lichamelijke aandoeningen.

Het proces van somatische fixatie kan door de huisarts in de dagelijkse praktijk worden herkend aan de hand van verschillende signalen afkomstig uit de interne, externe en huisarts-patiëntkringloop. In een onderzoek in de huisartspraktijk werden elf van deze signalen, alle afkomstig uit de interne en huisarts-patiëntkringloop, gevalideerd. Dit leidde tot de 'Beoordelingslijst Somatische Fixatie' (BSF). Zie tabel 1-1.

| 1-1 | Beoordelingslijst Somatische Fixatie*: elf signalen |

Interne kringloop:	
1 stress	de aanwezigheid van spanningen of problemen in het leven van patiënt
2 vage klachten	de huidige klachten zijn vaag
3 medische voorgeschiedenis	er is een overmatige medische consumptie geweest in de twee jaren voorafgaand aan de huidige klachten
4 etikettering	de patiënt is overmatig ongerust met betrekking tot de huidige klachten

---

* Wij beschouwen in dit boek 'somatische fixatie' als een proces dat tot somatisatie kan leiden.

| 5 weerstand | er wordt weerstand geproefd bij de patiënt bij het ter sprake brengen van problemen |
| 6 ziekenrol | de patiënt vertoont de neiging overmatig de ziekenrol op zich te nemen |

Huisarts-patiëntkringloop:

7 presentatie hulpvraag	alarmering van de huisarts door de wijze van presenteren van de klachten door de patiënt
8 aandringen op somatische aanpak	aandringen door de patiënt op een exclusief somatische aanpak
9 ontlopen verantwoordelijkheid	ontlopen van de verantwoordelijkheid voor de klachten door de patiënt
10 somatisch spoor	de hulpverlening beweegt zich te veel op het somatische spoor
11 alarmgevoelens huisarts	alarmgevoelens van de huisarts in het contact

Literatuur

1 American Psychiatric Association. Diagnostic and statistical manual of mental disorders (4th ed.). DSM-IV. Washington DC: American Psychiatric Association, 1994.
2 Cox MF. De vroegtijdige herkenning van somatisatie in de huisartspraktijk (thesis). Leiden: Rijksuniversiteit Leiden, 1992.
3 Grol RPTM, red. Huisarts en somatische fixatie. Theorie en praktijk van de preventie van somatische fixatie. Utrecht: Bohn, Scheltema en Holkema, 1983.
4 Huygen FJA, Hoogen HJM van, Logt AT van, et al. Nerveus-functionele klachten in de huisartsenpraktijk I. Een epidemiologisch onderzoek. Ned Tijdschr Geneesk 1984;128:1321-7.
5 Lazarus RS, Folkman S. Stress, appraisal and coping. New York: Springer, 1984.
6 Lipowski ZJ. Somatization: the concept and its clinical application. Am J Psychiatry 1988;145:1358-68.
7 Rooijmans HGM, Hemert AM van, Speckens AEM. Wat is 'somatiseren'? Ned Tijdschr Geneesk 1996;140:1217-20.

Wat nu weer?

Somatisatie bij een man met een oorlogsverleden

Casus

Het echtpaar Van Tichelen ken ik al 15 jaar. De heer Van Tichelen is nu 73 jaar en mankeerde in al die jaren bijna nooit iets. Ik zag hem voornamelijk op het spreekuur als metgezel van zijn tobberige echtgenote. De huidige ziekte-episode van de heer Van Tichelen begint met de aanvraag van een huisbezoek door zijn echtgenote. Volgens haar mededeling heeft hij hevige pijn in zijn bovenbuik en is hij zo lamlendig dat hij niet op het spreekuur kan komen. Zij klinkt ongerust.

Tijdens het bezoek kan ik uit de anamnese niets alarmerends opmaken. Ook bij het lichamelijk onderzoek vind ik geen afwijkingen in de bovenbuik. Op grond daarvan is een lichamelijke oorzaak voor de klachten natuurlijk niet met zekerheid uit te sluiten. Normaal gesproken zou dat mij niet hebben belet een afwachtende houding aan te nemen. In dit geval echter maken man en vrouw zich erg ongerust. Op mijn opmerking dat ik niets bijzonders kan vinden, antwoordt ze dan ook: 'Weet u wel zeker, dokter, dat er niets aan de hand is? Zo ziek als nu heb ik mijn man nog nooit gezien.'

Gezien die ongerustheid meen ik de patiënt voor een spoedbeoordeling te moeten insturen naar het ziekenhuis. Hij wordt ter observatie opgenomen op de interne afdeling. De reden van opname luidt: algehele malaise en bovenbuikspijn. Na negen dagen volgt ontslag zonder dat een medische oorzaak voor de klachten aan het licht is gekomen.

Daarna hoor ik negen maanden niets meer.

Dan belt zijn echtgenote tijdens het ochtendspreekuur voor een spoedvisite omdat hij zo benauwd is. Ik tref de heer Van Tichelen nu angstig en benauwd in bed aan. Hij heeft ook pijn op de borst en is duizelig. Mevrouw Van Tichelen ijsbeert handenwringend door het huis. Bij het lichamelijk onderzoek vind ik wederom geen afwijkingen. Volgens mij is er sprake van hyperventilatie. Het lijkt me nodig op de psychosociale achtergrond daarvan in te gaan. Toch doe ik dat niet. Ik merk dat ik geïrriteerd ben: ten eerste omdat ik het spreekuur hebt moeten onderbreken, ten tweede omdat ik ertegen opzie dat onderwerp aan te snijden. Het echtpaar staat er volgens mij niet voor open. Nu zeker niet, omdat ze beiden in paniek zijn. Met een gevoel van onmacht stuur ik hem toch weer naar de afdeling Eerste Hulp van het ziekenhuis. Hij wordt opnieuw opgenomen, nu omdat instabiele angina pectoris wordt overwogen.

Tijdens de opname komen wederom geen afwijkingen aan het licht, ook geen cardiale. Veertien dagen na opname bezoekt een weekendwaarnemer hem wegens duizeligheid. Deze oppert de diagnose 'ziekte van Ménière' en schrijft betahistine voor. De maandag daarop belt zijn echtgenote om te zeggen dat het nog steeds

'niets is' met haar echtgenoot. 'Wat nu weer?' denk ik. We spreken af dat ik na
het spreekuur langs zal komen.

Herkent u die
aarzeling om
psychosociale
onderwerpen ter
sprake te brengen?

Tot nu toe heb ik geen poging gedaan de klachten in een breder psychosociaal perspectief te plaatsen. Ik dacht dat zo'n gesprek niets zou ople-
veren gezien eerdere ervaringen met de echtgenote van de patiënt en het
klemmend beroep dat ze nu op me deden om geen lichamelijke oorzaak
over het hoofd te zien. Ik hoopte eigenlijk dat de klachten vanzelf zouden overwaaien. Maar hebben we hier eigenlijk wel te maken met somatisatie?

De onderkenning
van somatisatie

De signalen van somatische fixatie (zie tabel 1-1) kunnen ook worden
gebruikt om somatisatie te herkennen.
– Signaal 2: Vage klachten
　　Na de twee ziekenhuisopnamen is het niet moeilijk meer te conclude-
ren dat er sprake is van somatisatie. De allereerste klachten van de ziekte-episode, te weten de moeheid, het lamlendige gevoel en de pijn in de
bovenbuik, zijn al vaag. Dat gevoegd bij de ontbrekende afwijkingen bij
het lichamelijk onderzoek geeft aan dat het van meet af aan om uitgesproken vage klachten ging.
– Signaal 4: Etikettering
　　Echtgenote van patiënt is steeds zeer ongerust over de verschijnselen
van haar man. Ik ken haar als iemand die ook altijd overdreven ongerust
is over haar eigen klachten. Zou zij haar eigen ongerustheid op haar
echtgenoot hebben overgebracht?
– Signaal 8: Aandringen op somatische aanpak
　　Ik heb het verbale en non-verbale beroep dat het echtpaar op me
deed, opgevat als aandringen op een somatische aanpak en als een 'ver-
bod' om psychosociale problemen aan de orde te stellen.
– Signaal 11: Alarmgevoelens huisarts
　　Ik dacht geïrriteerd: 'Zijn we wel op de goede weg?' en 'Wat wil de patiënt nu eigenlijk van mij?' Deze gevoelens moeten de huisarts alarme-
ren dat er meer aan de hand is.
　　Op grond van deze aanwijzingen was het van meet af aan gerechtvaardigd rekening te houden met somatisatie.

Vervolg casus

Thuis tref ik de heer Van Tichelen lusteloos op de bank zittend aan. Zijn echtge-
note zit zorgelijk kijkend naast hem. Hij zegt zich al maanden niet lekker te voe-
len, eigenlijk al sinds de eerste ziekenhuisopname. Hij heeft aanvallen van moe-
heid, waarbij hij het gevoel heeft dat alle kracht uit zijn benen wegvloeit. Naast
de twee hevige aanvallen waarvoor hij werd opgenomen, heeft hij het soms ook
tussendoor te pakken gehad. Ik merk op dat dit soort klachten zich ook kunnen

voordoen als je niet lekker in je vel zit, als er problemen zijn, bijvoorbeeld met het ouder worden, met de partner, de kinderen of de financiën.

De heer Van Tichelen antwoordt: 'Waar moeten wij nou problemen mee hebben dokter? Wij zijn al vijfenveertig jaar getrouwd.' Zijn vrouw valt bij: 'Dan kun je toch wel problemen hebben', en zich tot mij wendend: 'Maar hij is zo nuchter als wat.' Dan vervolgt hij: 'Ik heb wel veel meegemaakt, in de oorlog, maar dat is lang geleden. Ik ben vier jaar tewerkgesteld in Duitsland, dat komt boven.'

'Misschien extra nu je die beelden uit Joegoslavië op de televisie ziet?' zeg ik.

'Nou, zeker,' zegt hij.

'Misschien hebben uw lichamelijke klachten daar wel mee te maken,' zeg ik. 'Als nare ervaringen uit het verleden weer boven komen, dan kan dat ook met lichamelijke klachten gepaard gaan.'

'Ik kan me niet voorstellen dat dat er iets mee te maken heeft,' zegt hij.

'Toch lijkt het me goed het daar op een rustig moment nog eens over te hebben,' zeg ik. Ik vraag of hij een keer op het spreekuur wil komen om uitgebreider op deze zaak in te gaan. Ik verzoek hem daarvoor een dubbele afspraak te maken. Voor de duizeligheid schrijf ik een nieuw recept voor betahistine uit.

Zijn we nu op de goede weg?	Bass stelt dat vroegtijdige ontdekking en behandeling van somatisatie essentieel is. Vertraging in de diagnose en behandeling kan de patiënt versterken in de overtuiging dat hij ziek is, wat kan leiden tot moeilijk te beïnvloeden ziektegedrag. De huisarts verkeert daarbij in een cruciale positie: alleen hij kan er echt vroeg bij zijn.

Het was achteraf bezien beter geweest als ik direct na de eerste ziekenhuisopname al, maar zeker na de tweede, het initiatief had genomen het ziektegedrag van de patiënt ter sprake te brengen. Dat ik dat niet heb gedaan, heeft te maken met irritatie en onmachtgevoelens van mijn kant. Ik moest opdraven in crisissituaties en het echtpaar drong sterk aan op een somatische aanpak. Irritatie in de hulpverlening vormt, vooral in het geval van somatisatie, een sta-in-de-weg voor een adequate aanpak.

Volgens Goldberg is somatiseren een zo wereldwijd verbreid verschijnsel dat zo ver teruggaat in de menselijke geschiedenis, dat het misschien kan worden beschouwd als een basismechanisme van de mens als antwoord op stress: 'het veroorzaakt pijn en andere ongemakken in ons lichaam.' Irritatie over zoiets normaals is dan ook onverstandig.

Tot nu toe heeft het ontbroken aan een systematische aanpak. Nu ik het initiatief overneem, de tijd ervoor vraag en de aandacht naar psychosociale onderwerpen wil verschuiven, is dit wel van belang. Een systematische aanpak van somatisatie is een voorwaarde voor een gunstig beloop.

Ergernis/irritatie   Adequaat omgaan met somatiserende patiënten vraagt om een goede arts-patiëntrelatie, een juiste attitude en een aantal vaardigheden. Deze zaken veronderstellen kennis, tijd, begrip, geduld en een flink incasseringsvermogen. Daar kan het echter aan ontbreken.

In de beschreven definitie van somatisatie van Lipowski zit al een tegenstelling opgesloten tussen de visie van de arts en die van de patiënt op de oorzaak van het probleem. Het is dan ook niet verwonderlijk dat dit verschil van inzicht een bron voor conflicten kan vormen. Deze kunnen tot uitdrukking komen in alle aspecten van de hulpverlening. Vroeg of laat zal de arts bij zichzelf merken en ook aan de patiënt te kennen moeten geven dat hun visies niet met elkaar stroken. Hij zal dan grenzen proberen te stellen aan de somatische aanpak. Dit gebeurt nogal eens impliciet en onbewust en kan gepaard gaan met negatieve gevoelens over de patiënt. De stempels die somatiserende patiënten opgespeld krijgen, zoals 'zeurpiet', 'lastige patiënt', 'neuroot' en 'hypochonder', zijn uitdrukkingen van die frustrerende gevoelens. Het zijn de frustraties van de arts die wordt geconfronteerd met patiënten die claimen lichamelijk ziek te zijn, uitvoerig onderzocht wensen te worden, behandeling eisen en niettemin ontevreden blijven over alle aangeboden hulp.

Somatiserende patiënten klagen vaak niet in verhouding tot de pathologische bevindingen. Hierin ligt volgens Lipowski de basis voor een vaak voorkomend, maar niet expliciet gemaakt conflict tussen arts en patiënt. Artsen zijn toegewijde helpers bij het behandelen van lichamelijke aandoeningen en hebben vaak een sterk geloof in biotechnische interventies. Somatiserende patiënten daarentegen hebben het nodig ziek te zijn en onder behandeling van artsen te blijven. De arts wordt dus geconfronteerd met het feit dat hij niet iedereen beter kan maken.

Vervolg casus   *De heer Van Tichelen en zijn echtgenote zijn voor het tweede gesprek naar de praktijk gekomen. Bij de aanvang van het consult merkt zij op dat haar man vorige week, vlak na het eerste gesprek, een vreselijke huilbui heeft gehad, dat zoiets nooit eerder was gebeurd en dat het hem erg had opgelucht. Ik merk op dat de vorige keer blijkbaar een gevoelig onderwerp is aangeroerd.*

'Dat kun je wel zeggen,' antwoordt hij.

Op mijn vraag of hij nog heeft nagedacht over het vorige gesprek antwoordt hij: 'Het hele leven gaat door je hoofd. Wat je meegemaakt hebt op jongere leeftijd, vooral die rottijd komt boven. Ik heb van mijn eenentwintigste tot mijn vierentwintigste in Berlijn gezeten. Diverse dingen meegemaakt die niet zo leuk waren. Ze hebben me flink te pakken genomen. Toen de Russen kwamen om ons te bevrijden, hebben we met zijn allen die kampcommandant opgehangen. Mijn broer is ook gesneuveld in Indië.'

Uit de rest van het gesprek blijkt dat de huidige conflicten op de Balkan hem erg bezighouden en dat hij daarin sterke parallellen ziet met wat hij destijds zelf heeft meegemaakt. Ik probeer weer een verband te leggen tussen de herbeleving van zijn oorlogsherinneringen en de huidige lichamelijke klachten, omdat ik meen dat dit helpt zijn ongerustheid over een lichamelijke oorzaak te laten varen. Ik merk echter dat dit niet aanslaat en laat het onderwerp verder met rust.

Ik ga na of er symptomen van depressie zijn. Dat blijkt niet het geval. Hij heeft ook geen suïcidale gedachten. Er zijn geen aanwijzingen voor problemen op andere terreinen dan hiervoor beschreven en die zijn er in het verleden ook niet geweest. Ik vraag of hij de komende week een dagboek wil bijhouden van de aanvallen van moeheid: wat de aanvallen uitlokt, hoe lang ze duren, wat de verschijnselen precies zijn. Ik vraag hem ook op te schrijven wat hem bezighoudt, waarover hij piekert. We spreken af dat hij over een week terugkomt.

Vindt u ook niet dat het met de weerstand erg is meegevallen?

Ik had me met behulp van de aantekeningen van het eerste gesprek goed voorbereid op het tweede. Dat hoort bij een systematische en gerichte aanpak. Het is van belang goed op de hoogte te zijn van wat er in het voorgaande consult is gebeurd, zodat daarop kan worden voortgebouwd. Ook kan zo het effect van opdrachten en adviezen worden nagegaan. Het is ook van belang in zo'n gesprek de medische hulpvragen van de patiënt zo veel mogelijk te laten liggen.

Een goede voorbereiding op een gesprek met een somatiserende patiënt kan impliciet ook de arts-patiëntrelatie ten goede komen, omdat de patiënt merkt dat hij door de dokter serieus wordt genomen. Door dit alles is het met de weerstand van de patiënt tegen het bespreken van psychosociale onderwerpen erg meegevallen.

Het veranderen van de gespreksagenda

In dit tweede gesprek is het veranderen van de gespreksagenda erg gemakkelijk verlopen. Als u moeite hebt met het wijzigen van de gespreksagenda, kunt u gebruikmaken van de reattributietechniek (zie ad. 2).

De reattributietechniek

De reattributietechniek behelst een methode om de patiënt een ander dan een puur somatisch ziekteverklaringsmodel te leren accepteren als verklaring voor de lichamelijke klachten. De techniek is speciaal voor huisartsen ontwikkeld door Goldberg et al.

De methode bestaat uit drie componenten:
1 het zich door de arts begrepen voelen van de patiënt;
2 het veranderen van de gespreksagenda;
3 het leggen van een verband tussen de lichamelijke klachten en andere ziekteverklaringen.

Ad 1. Het zich door de arts begrepen voelen van de patiënt
De patiënt heeft voorafgaand aan het consult met de arts uitgesproken ideeën over het disfunctioneren van zijn lichaam en heeft individueel

en/of cultureel bepaalde weerstanden tegen niet-organische verklaring-
en voor ziekte. Daaraan zijn verwachtingen gekoppeld over de compe-
tentie van de arts en de behandeling door de arts. De competentie
wordt door de patiënt vanuit de volgende gezichtspunten beoordeeld:
- Hoeveel tijd neemt de dokter?
- Vermijdt hij herhalingen?
- Zoekt hij verheldering?
- Toont hij een open houding tegenover emotionele zaken?

Het gesprek waarin bovenstaande zaken aan de orde komen, is ook
voor de arts van belang, omdat het een indruk geeft van de verwachtingen van de patiënt en de weerstand waarmee rekening moet worden gehouden.

Ad 2. Het veranderen van de gespreksagenda
De bedoeling hiervan is het zwaartepunt van de aandacht in het consult
te verleggen naar psychosociale factoren die de klachten kunnen veroorzaken of verergeren. Hierbij horen vragen over onder andere werk,
gezin en relaties. Ook patiënten met chronische somatisatievormen
staan meestal niet afwijzend tegenover dit verband, hoewel ze zullen be-
strijden dat psychosociale stress de belangrijkste oorzaak van de klachten is.

Ad 3. Het leggen van verband tussen de lichamelijke klachten en andere ziekteverklaringen
Hier zijn diverse strategieën voor:
- Een arsenaal van ziekteverklaringen, zoals: depressie verlaagt de
pijndrempel en angst verhoogt de gevoeligheid voor lichamelijke ge-
waarwordingen.
- Uitleg geven aan de patiënt over specifieke fysiologische processen
die door de persoon zelf kunnen worden waargenomen en de invloed
van stress daarop. Voorbeeld: aan de patiënt met 'functionele' darm-
klachten kan uitleg worden gegeven over de mechanismen die van invloed zijn op darmperistaltiek en over hoe die peristaltiek kan verslech-
teren door het gebruik van bepaalde soorten voedsel, examenvrees en
dergelijke.
- Het bijhouden van een klachtendagboek. Aan de hand hiervan kan
de patiënt zelf of met behulp van de arts een verband leren ontdekken
tussen de lichamelijke klachten en omgevingsfactoren.

Vervolg casus

*Een week later ziet de heer Van Tichelen er veel beter uit. Hij heeft nu een fleurig
jasje aan. Hij is zelfs voor het eerst sinds lange tijd naar zijn volkstuin geweest.*

*De afgelopen week heeft hij twee kortdurende aanvallen gehad. Die heeft hij
keurig genoteerd in zijn boekje. Hij had zijn vrouw gevraagd hem tijdens de aanvallen met rust te laten. Het was vanzelf overgegaan. Op vier van de zeven afge-*

lopen dagen had hij zich goed gevoeld en dat was de afgelopen maanden niet meer het geval geweest.

Bij navraag vertelt hij opgelucht te zijn nu hij over zijn klachten heeft kunnen praten: 'Je bent wat royaler in je denken. Je gooit het eerder van je af.' Verder blijkt uit zijn dagboek dat het conflict op de Balkan hem onverminderd heeft beziggehouden, net als alle onderzoeken waarbij geen resultaat was geboekt.

Op mijn vraag of het nodig is dieper op het verleden in te gaan, geeft hij te kennen er geen behoefte aan te hebben die dingen op te rakelen. Ik sluit het gesprek af met de opmerking dat we samen op de goede weg zijn, maar dat ik hem de komende tijd in de gaten wil houden. Er kan immers altijd een terugslag komen. Ik verzoek hem twee nieuwe afspraken te maken.

Doorgaan op dezelfde voet	Gezien het succes van de behandeling tot nu toe – het somatiserend gedrag van de patiënt is al sterk verminderd – besluit ik de behandeling op dezelfde voet voort te zetten. De bedoeling daarvan is de patiënt zo nodig te laten praten over zijn oorlogsverleden. Verder wil ik erop blijven toezien dat de aandacht voor de lichamelijke klachten niet opnieuw de overhand krijgt.
Vervolg casus	Voor het vierde gesprek komt de heer Van Tichelen zonder echtgenote naar het spreekuur. Hij vertelt dat het de afgelopen twee weken heel goed met hem is gegaan. Hij heeft geen aanvallen of andere lichamelijke klachten meer gehad. Hij heeft ook zijn schilderhobby weer opgepakt. Hij snapt er 'geen jota' van dat het zo goed gaat.

Ik antwoord dat het niet vanzelf is gekomen; dat de zaken in een ander perspectief zijn gezet en dat gevoelige onderwerpen boven tafel zijn gekomen. Hij merkt op dat dit alles tezamen hem misschien meer lucht heeft gegeven en zo ook een gunstige uitwerking op de lichamelijke klachten heeft gehad.

De herbeleving van zijn oorlogsherinneringen is ook nagenoeg verdwenen. Als ik vraag of het nodig is die zaken nog verder te bespreken, geeft hij opnieuw te kennen daar geen behoefte aan te hebben. 'Het heeft geen zin die dingen opnieuw op te rakelen.' Ikzelf heb daar aanvankelijk moeite mee. Naar mijn mening wordt de verwerking van die herbeleving van de oorlog bevorderd door gesprekken en wordt daarmee de kans op terugval verkleind. Het leggen van zo'n verband is trouwens ook een onderdeel van de reattributietechniek. Aangezien hij er zo stellig bij blijft geen behoefte aan dergelijke gesprekken te hebben, leg ik me daarbij neer. Het behandeldoel, vermindering van somatiserend gedrag, is immers bereikt. Aan het einde van het gesprek vraagt hij nog om een herhaalrecept voor betahistine, voor het geval de duizeligheid terugkomt. Dat schrijf ik voor hem uit.

Drie weken later volgt het vijfde en laatste gesprek. Het blijkt nog steeds goed met hem te gaan. In de drie jaar die sindsdien zijn verlopen, zijn de klachten niet meer teruggekomen.

Literatuur

1   Grol RPTM, red. Huisarts en somatische fixatie. Theorie en praktijk
van de preventie van somatische fixatie. Utrecht: Bohn, Scheltema en
Holkema, 1983.
2   Trijsburg RW, Dokter HJ, Beusekom JAH van, red. Behandeling door
gesprekken in de huisartspraktijk. Houten: Bohn, Scheltema, Van
Loghum, 1992.
3   Bass C. Assessment and management of patients with functional
somatic complaints. In: Bass C, ed. Somatization: physical symptoms
and psychological illness. Oxford: Blackwell scientific publications,
1990:40-72.
4   Goldberg D, Gask L, O'Dowed T. The treatment of somatization:
teaching techniques of reattribution. J Psychosom Res 1989;33:689-95.
5   Lipowski ZJ. Somatization: the concent and its clinical application.
Am J Psychiatry 1988;145: 1358-68.

3 De klos

Facultatieve somatisatie bij een vrouw met een lastige moeder

Casus

Als ik in de praktijk kom, zie ik mevrouw Janssen al in de wachtkamer zitten. Ik ken haar al heel lang. Ze heeft veel narigheid meegemaakt. Dertig jaar geleden, ze was toen 23, verloor ze een van haar twee jonge zoontjes aan de complicaties van een polio-vaccinatie. Haar werd toen verteld dat dit kwam doordat het kind een erfelijke nierafwijking had. Haar man heeft zich vervolgens laten steriliseren omdat ze een herhaling wilden voorkomen. Later kreeg het echtpaar te horen dat er geen sprake was geweest van een erfelijke afwijking. Mevrouw Janssen had hier veel verdriet van, want ze had graag een groot gezin willen hebben. Een tijd daarna kwam ze met hoofdpijnklachten bij een neuroloog, die de diagnose meningeoom stelde. Enige jaren later bleek ook dat een onjuiste diagnose; ze bleef echter last van hoofdpijn houden. Dit soort voorvallen heeft haar vertrouwen in medici geen goed gedaan.

Op haar 45e bleek ze non-Hodgkin-lymfoom te hebben, waarvoor ze curatief werd behandeld. Sindsdien werkt ze niet meer en zit thuis. Haar zoon is het huis uit en haar man is veel weg voor zijn werk. De enige die ze vaak ziet, is haar moeder, een weduwe van 76 die een paar huizen verderop woont. Het leven is voor mevrouw Janssen heel anders gelopen dan ze zich, toen ze jong was, had voorgesteld. Ik mag haar graag, ze heeft mijn sympathie. Misschien ook wel uit plaatsvervangende schaamte over de medische blunders in het verleden, wie zal het zeggen?

Ik neem haar mee in de spreekkamer en vraag hoe het gaat. Niet zo goed: ze ligt 's nachts wakker met hartkloppingen, soms voelt ze steken in haar borst en ze heeft het benauwd. De klachten treden niet bij inspanning op, eerder als ze alleen thuiszit. Mevrouw Janssen is wel eens bij een cardioloog geweest met dit soort klachten. Die schreef toen een antihypertensivum voor, maar kon er verder niet veel van maken. Ik meet haar bloeddruk: die is 180/90 mmHg, passend bij haar zwaarlijvigheid en spanning. Ik zie niet direct een aanleiding om haar weer naar de cardioloog te sturen en vraag nog eens waar ze mee bezig is als de klachten optreden. Niet veel, ze knutselt wat, 'maar dat kun je ook niet de hele dag doen.'

Ik vraag of er misschien bepaalde gedachten zijn die op dat moment door haar heen gaan. Ze loopt wel veel te denken de laatste tijd, piekeren eigenlijk. Ze maakt zich druk. 'Maar ja, wie niet?' Ik zeg dat inderdaad iedereen zich wel eens druk maakt, en dat je het daar flink benauwd van kunt krijgen met hartkloppingen erbij. Ze blijkt zich druk te maken over haar moeder, die om de haverklap belt of ze langskomt en dan vreselijk zit te mopperen. Sinds ze vijf jaar geleden weduwe werd, is moeder bepaald geen zonnestraaltje meer. 'Als het stralend weer is, moppert ze; als het regent ook.' Mevrouw Janssen probeert haar op te monteren, maar dat lukt niet. Ze neemt haar mee uit winkelen of naar de camping; moeder strompelt dan mopperend naast haar en vergalt haar humeur, 'en dank je wel zeggen is er niet bij.' Ze wordt er doodmoe van, maar wat moet ze dan? Ze trekt de telefoon er wel eens uit. Haar man belt haar op de mobiele telefoon, die ze speciaal voor dat doel hebben aangeschaft, om moeder te omzeilen. 'Maar ja, je kunt je moeder ook niet aan haar lot overlaten natuurlijk, en er zou een keer iets kunnen gebeuren, en wat als zij dan net de telefoon eruit getrokken heeft?' Ze zucht.

Ik kijk naar mevrouw Janssen, die opeens een stuk vermoeider tegenover mij zit. Waar heb ik dat soort verhalen vaker gehoord? Zoveel vrouwen van een jaar of 50 zijn de klos, omdat ze niet durven te zeggen hoe onprettig hun moeders gedrag voor hen is. Uit loyaliteit, aardigheid, eenzaamheid en angst ook, want als mevrouw Janssen haar moeder niet meer elke dag om zich heen zou hebben, zou ze erg eenzaam zijn en veel verliezen te overdenken hebben.

Ik vertel haar dat ik goed kan begrijpen dat ze hier moe van wordt, en dat het me goed mogelijk lijkt dat haar klachten daarmee samenhangen. Ook zeg ik dat medicijnen of een cardioloog daar niet zoveel aan kunnen doen, omdat het probleem eigenlijk niet bij haar hart ligt, maar bij overbelasting. Ik denk dat ze het gevoel heeft dat haar moeder wel erg zwaar op haar leunt. Mevrouw Janssen zucht weer en knikt. Ik zeg dat ze inderdaad haar oude moeder niet in de steek kan laten, maar dat ze misschien een beetje afstand kan nemen, zodat ze zich niet meer zo druk maakt. Mogelijk gaan de klachten dan over. De klachten zijn vooral een signaal dat er iets moet veranderen.

Mevrouw Janssen zucht nog eens en zegt dat dat misschien wel zo is. Ze voelt zich opgelucht door het gesprek. Ik vraag of ze nog eens wil komen om hierover verder te praten. Dat wil ze wel, als ik echt denk dat het haar hart niet is. Ik bevestig dat nog eens en vraag haar volgende week terug te komen voor een gesprek. Ik kies voor een week, omdat ze kennelijk nog niet helemaal gerust is. Een periode van twee weken zou dan te lang kunnen duren. De kans is dan groot dat ze weer bang wordt, met meer hartkloppingen als gevolg. Mevrouw Janssen gaat weg en ik vraag de assistente een dubbelconsult af te spreken voor de volgende keer, zodat ik dan wat meer tijd heb.

Kiezen voor het psychosociale spoor?

Mevrouw Janssen komt somatiserend bij me en ik zit al vrij snel op het psychosociale spoor. Dat komt door de aard van de klachten en het tijdstip waarop ze optreden, namelijk als ze zich druk maakt. Toch is het lastig, omdat ze wel (verdenking op) ernstige ziekten in de voorgeschiedenis heeft. Ook heeft ze diverse blunders van medici meegemaakt, wat maakt dat ik extra voorzichtig moet zijn om haar vertrouwen te behouden. Daarom heb ik haar in een eerder stadium met dit soort klachten al eens naar de cardioloog gestuurd. Nu lijkt het me echter beter dat niet te doen en het lijkt erop dat ze daarin meegaat. Ik merk wel dat ze het eng vindt, gezien haar vraag op het laatst of het echt niet haar hart is. Ze wil me wel vertrouwen, maar vindt het griezelig. Vanwege die angst laat ik haar snel terugkomen. Als iemand bang is, hoef je dat niet altijd te bezweren door te verwijzen; je kunt ook regelmatig contact houden en kijken hoe het zich ontwikkelt. Daar kies ik nu dus voor.

Facultatieve somatisatie

Dit is een geval van facultatieve somatisatie. Dat wil zeggen dat de patiënt begint met somatiseren, maar vrij gemakkelijk overschakelt naar het bespreken van psychosociale problematiek wanneer daartoe een opening wordt gegeven. Bij facultatieve somatiseerders is de neiging tot somatiseren niet al te sterk; zij nemen snel een andere interpretatie van de klachten over. Daarbij is de interactie tussen arts en patiënt zeer belangrijk om ernstiger vormen van somatisatie te voorkomen. Bridges en Goldberg hebben deze term geïntroduceerd om te benadrukken dat – in tegenstelling tot wat men meestal denkt – somatisatie lang niet altijd een fenomeen is waar een arts niks aan kan doen. In die zin kan het begrip facultatieve somatisatie worden gezien als de, kort geformuleerde, Britse pendant van het Nijmeegse concept van de somatische-fixatiecirkel. Hierin kunnen arts en patiënt verzeild raken wanneer de arts zich niet bewust is van zijn invloed op denkbeelden van de patiënt over haar lichamelijke klachten.

Coping

We kunnen het optreden van lichamelijke klachten bij mevrouw Janssen zien in het licht van de 'coping'-theorie van Lazarus en Folkman. De draaglast van mevrouw Janssen was al hoog door alle verliezen die ze heeft geleden, en is na het overlijden van haar vader toegenomen doordat ze zelf in de rouw is en haar moeder een extra beroep op haar doet. Daarnaast is haar draagkracht verminderd door het wegvallen van de steun van haar vader. Toen hij nog leefde, versterkte hij kennelijk haar draagkracht. Deze verstoring van het evenwicht tussen draagkracht en draaglast heeft bij deze mevrouw tot somatisatie geleid.

Het te volgen beleid is derhalve in de eerste plaats reattributie van een somatische naar een psychische origine van de klachten, zodat de stressor die tot de klachten heeft geleid kan worden aangepakt. Bij het reattribueren moet de huisarts erop letten dat hij duidelijk maakt dat hij de klacht serieus neemt, dat de patiënt zich niet aanstelt en dat hij bereid is mee te helpen een oplossing voor de problemen te zoeken, ook wanneer het psychische problemen zijn. Dit heeft als doel te voorkomen dat de patiënt – uit angst gestigmatiseerd en met een kluitje in het riet gestuurd te worden – zich vastbijt in een lichamelijke origine van de klachten. Dit verloopt in het geval van facultatieve somatisatie redelijk gemakkelijk.

In het daaropvolgende gesprek moet worden gepoogd de draaglast te verminderen en de draagkracht te verhogen; daartoe moeten beide eerst geëxploreerd worden. De draaglast neemt af door afstand te nemen van moeder, wat een van de adviezen was. De draagkracht zou kunnen toenemen door de echtgenoot als steunende factor in te schakelen en door patiënte inzicht te geven in haar eigen behoefte aan steun. In gevallen waarin zowel de draaglast als de draagkracht kan worden aangepakt, is een verbetering van het welzijn van de patiënt te verwachten.

Vervolg casus

Een week later zit mevrouw Janssen weer tegenover me. Ze zegt dat ze nog steeds klachten heeft. Moeder heeft haar de afgelopen week gebombardeerd met telefoontjes. Ze zou graag een week zonder moeder met haar man naar de camping gaan, maar durft daar niet eens over te beginnen, uit angst voor moeders reactie. Daarbij zou ze op die camping toch maar piekeren over moeder. Mevrouw Janssen zucht weer en ziet er opeens weer heel moe uit.

Ik vraag of ze het hierover heeft gehad met haar man. Dat blijkt inderdaad het geval, en die zegt dat ze gewoon een weekje weg moet gaan als ze dat wil. Ze is toch geen klein kind meer? Mevrouw Janssen voelt zich daar niet zo mee geholpen, want ze weet niet hoe ze het moet aanpakken.

Ik zeg dat ze haar dilemma goed beschrijft. Eigenlijk weet ze wel wat ze wil, maar iets houdt haar tegen. Angst? Waar is ze precies bang voor? Mevrouw Janssen denkt even na en zegt dan dat het twee dingen zijn. 'Als ze weg zou zijn, zou moeder iets kunnen overkomen. Ze is slecht ter been, ze zou kunnen vallen. Dan zou ze daar een week liggen.' Dat zou ze zichzelf vreselijk kwalijk nemen. Het andere vindt ze moeilijker om te zeggen, merk ik, want ze aarzelt. 'Zeg het maar,' moedig ik aan. Mevrouw Janssen zegt dat moeder haar niet aardig zou vinden als ze een weekje weg zou gaan. Eigenlijk denkt ze dat haar moeder haar helemaal niet aardig vindt, nooit. Ze was altijd het lievelingetje van haar vader, niet van moeder. Nu vader er niet meer is, probeert ze dat goed te maken, maar ze heeft altijd het gevoel dat ze faalt. Mevrouw Janssen heeft tranen in haar ogen als ze dit zegt.

Ik denk even na en zeg dat dat een heel moeilijk probleem is. Waarschijnlijk missen ze vader allebei. Mevrouw Janssen knikt. Ik zeg dat hoezeer ze haar best zal doen, het zal toch nooit lukken haar moeder te plezieren, want ze kan haar moeder haar man niet teruggeven. Mevrouw Janssen schudt haar hoofd. Ik vraag of zij haar vader ook erg mist, waarop ze begint te huilen. Ik geef haar wat zakdoekjes, die ze dankbaar aanpakt.

Als ze een beetje is bijgekomen, zeg ik dat het eerste probleem waarschijnlijk praktisch op te lossen is, bijvoorbeeld door af te spreken om elke dag op een vast tijdstip even naar haar te bellen. Misschien kan een buurvrouw 's ochtends even langsgaan om te kijken of alles goed is. Ze kan dat soort dingen echter pas regelen als ze zich erbij neerlegt dat haar moeder niet zo van haar houdt – of dat in elk geval niet zo uit – als haar vader deed. En dat ze het verlies van vader niet goed kan maken, al loopt ze nog zo hard en doet ze zo haar best. Mevrouw Janssen schiet weer vol, maar kalmeert nu sneller. Ik vraag haar om hier eens met haar man over te praten. Misschien kunnen ze samen iets bedenken. Ik stel voor om over twee weken nog eens hierover te praten. Ik spreek voor over twee weken opnieuw een dubbelconsult af. Ze vertrekt, zichtbaar opgelucht.

Wanneer ga je een gesprekscontact aan?

Wat hier plaatsvindt, is het in gang zetten van een steunend, probleemgericht gesprekscontact. Ik denk dat ik dat als huisarts bij deze mevrouw wel kan doen, omdat ik al een goed contact met haar heb en ze vrij gemakkelijk lijkt te praten over wat haar dwarszit. Ook heb ik de indruk dat ze snel begrijpt hoe het zit met haar eigen rol in het geheel. Ze is, met andere woorden, in staat tot introspectie. Iemand die dat niet zou zijn, zou bijvoorbeeld alleen maar boos zijn op moeder en niet onder ogen kunnen zien hoe erg ze eigenlijk verlangt naar erkenning, complimentjes, tederheid van haar moeder, die ze moet ontberen nu vader er niet meer is. Kennelijk speelde haar vader die rol in het gezin, en is dat element met zijn dood verdwenen. Moeder neemt het niet over. Zij heeft waarschijnlijk net zoveel behoefte aan complimentjes als mevrouw Janssen zelf, en die krijgen ze geen van beiden over hun lippen.

Het zou veel te ver voeren om dat in één gesprek allemaal te bespreken. Het zou mooi zijn als je daar na een aantal gesprekken toe zou komen. Ik geef mevrouw Janssen echter wel het advies dit met haar echtgenoot te bespreken. Misschien kan hij haar steun bieden, steun die ze van haar vader niet meer krijgt, die ze bij haar moeder niet kan halen en waar ze wel behoefte aan heeft.

Een andere reden waarom ik dit wel aandurf, is dat er maar één actueel probleem lijkt te zijn, namelijk de problematische band met moeder. Als er daarnaast nog meer problemen zouden zijn, zou het te ingewikkeld worden en zou ik liever verwijzen naar een psycholoog of psychiater. Dat kan echter altijd nog, mocht blijken dat het inderdaad erg complex wordt.

Ik heb haar nu pas over twee weken terugbesteld. Dit lijkt gerechtvaardigd omdat haar neiging tot somatisatie verminderd lijkt, evenals de angst iets cardiaals te hebben. Daar komt bij dat ze, denk ik, een eenzame vrouw is. Ik wil niet dat ze te veel aan me gaat hangen. Als ik haar wekelijks zou zien, ontstaat dat gevaar. Als ze aan iemand gaat hangen, moet het aan haar echtgenoot zijn, niet aan mij. Vandaar ook de opdracht met de echtgenoot te praten. Een te grote afhankelijkheid van patiënten van de dokter bij een psychotherapeutisch getint contact is een grote valkuil. Deze kun je onder andere omzeilen door de contactfrequentie te reguleren. Uiteindelijk moet je iemand niet vaker dan eenmaal in de twee weken zien, tenzij er een crisis is natuurlijk. Als het contact langer duurt, is eenmaal in de drie of zelfs vier weken nog beter.

Psychotherapeutische interventie door de huisarts

Wanneer een huisarts daar interesse in heeft, kan hij zelf in dit soort gevallen een korte psychotherapeutische interventie toepassen. Natuurlijk zijn hierbij enkele beperkingen. Trijsburg et al. hebben hierover een handzaam boekje geschreven. Als belangrijke punten bij het aangaan van een dergelijk gesprekscontact noemen zij:
– het zo concreet mogelijk definiëren van het probleem;
– uitleggen dat praten over het probleem helpt om het te verduidelijken, en dat dat van belang is voor het gezamenlijk opstellen van een plan van aanpak;
– zeggen dat u geen genezing kunt beloven;
– tevoren aankondigen hoeveel gesprekken u eraan wilt besteden, met als richtlijn maximaal tien;
– (eventueel) uitleggen wat psychofarmaca doen;
– uitleggen dat u als huisarts beschikbaar blijft. (Als zich gedurende de gespreksbehandeling iets lichamelijks voordoet, staat daarvoor het gewone spreekuur open, los van de gesprekken die nu worden afgesproken.)
  Voor een huisarts met een dergelijke behandeling begint, moet hij zich volgens Trijsburg et al. de volgende vragen stellen:
– Zijn de problemen van korte of lange duur? Langdurige problemen zijn moeilijker te behandelen.
– Zijn de problemen in het individu of in de relatie gesitueerd? Relationele problemen zijn moeilijker te behandelen.
– Hoe wordt het vermogen tot verbaliseren en tot introspectie van de patiënt ingeschat? Dit moet goed zijn om tot een dergelijk gesprekscontact te kunnen overgaan.
– Heeft de patiënt een duidelijke hulpvraag?
– Hoe is de positie van de patiënt ten aanzien van het probleem, dat wil zeggen, kan hij het zien als een eigen probleem of ziet hij het als een probleem hem aangedaan door de buitenwereld? In het laatste geval is gesprekstherapie minder wenselijk.
  Bij deze patiënte bestaan de problemen wellicht langer, maar er lijkt een recente verergering te zijn opgetreden waardoor ze uit haar evenwicht is geraakt. Haar problemen liggen zowel in haarzelf, gezien haar voorgeschiedenis, als in de relatie met haar moeder. Ze is goed in staat tot verbaliseren en introspectie. Haar hulpvraag was niet gericht op het krijgen van een gesprekscontact; zij kwam voor hartkloppingen. In dit geval is echter goed te zien dat als sprake is van facultatieve somatisatie

en de arts daarop inspeelt, de onderliggende hulpvraag wel degelijk aan de orde kan komen. Tot slot ziet zij zowel haar eigen rol als die van haar moeder in de problematiek onder ogen.

In een dergelijk geval is er geen beletsel voor een gesprekscontact wanneer een huisarts dat wil en kan aangaan. Is er wel een beletsel, dan kan de huisarts ook verwijzen. Er zijn Riagg's waar gespreksgroepen lopen voor dit soort problematiek (KLOS-groep, Riagg Noordhage, Den Haag). Ook verwijzing naar een psychotherapeut voor individuele psychotherapie kan helpen, vooral als het probleem complex lijkt. Dit kan het geval zijn als er problemen op verschillende terreinen zijn of als al eerder psychologische/psychiatrische behandeling heeft plaatsgevonden. Ook is het zinvol te verwijzen als er bij de patiënt een voorgeschiedenis is van 'non-compliance' met behandeling. De complianceproblematiek zou dan naar verwachting te veel interfereren met een ongecompliceerde gespreksbehandeling.

Vervolg casus

Twee weken later zie ik mevrouw Janssen weer. Ze ziet er wat rustiger uit. Ze vertelt dat ze met haar man heeft gesproken en dat ze veel aan haar vader heeft gedacht. Het gemopper van moeder trekt ze zich nu minder aan, omdat ze nu meer ziet dat ze allebei hun vader missen. Dat heeft ze moeder ook verwoord, die verbaasd leek en toen verdrietig was, maar daarna zei dat ze hem inderdaad erg miste. Mevrouw Janssen heeft tegen haar moeder gezegd dat ze niet kan goedmaken dat vader er niet meer is, hoezeer ze ook haar best zou doen. Moeder was weer verbaasd en riep nogal krengig dat ze niet zo'n onzin moest uitkramen. Toch is daarna het contact wat verbeterd. Moeder moppert minder en is ook wel eens aardig als ze samen iets doen.

Ik vind dat ze het goed heeft aangepakt en dat het kennelijk een positieve invloed heeft op moeder. Ik prijs haar verschillende keren tijdens het gesprek. Ik vraag hoe het nu zit met de camping. Mevrouw Janssen zegt dat ze de eerstvolgende vakantie zullen gaan, en dat ze met haar man heeft besproken hoe ze dat met moeder zullen regelen. Ze vindt het toch nog eng om haar moeder te zeggen dat ze er even uit wil, ook al is ze van plan om moeder in die tijd dagelijks te bellen en een buurvrouw te vragen af en toe langs te gaan. Ik vraag of ze dan eerst nog even langs wil komen, voor ze echt op vakantie gaat. Dat vindt mevrouw Janssen een goed idee, zodat we over drie weken afspreken. Over hartkloppingen heeft mevrouw Janssen het helemaal niet meer gehad en ik vraag er ook niet naar.

Hoe nu verder?

Kennelijk hebben twee gesprekken mevrouw Janssen dusdanig inzicht en steun gegeven dat ze nu zelf de situatie verandert. Analoog nemen haar lichamelijke klachten af, want ze praat er niet meer over. Ik werk er naartoe het gesprekscontact af te sluiten of laagfrequent te houden. Als ze op vakantie is geweest en het is goed gegaan, zal ik zeggen dat ze hierop terug kan komen als ze dat nodig vindt. Blijven er problemen bestaan, dan zal ik haar eenmaal per vier of zes weken blijven zien. De ervaring leert dat in dit soort situaties niet meer dan vijf gesprekken nodig zijn.

Literatuur

1 Trijsburg WR, Dokter HJ, Beusekom JAH van. Behandeling door gesprekken in de huisartspraktijk. Houten/Zaventem: Bohn Stafleu Van Loghum, 1992.
2 Lazarus RS, Folkman S. Stress appraisal and coping. New York: Springer, 1984.
3 Bridges KW, Goldberg DP. Somatic presentation of DSM-III psychiatric disorders in primary care. Journal of Psychosomatic Research 1985;29(6):563-9.

4

Je hoeft mij niks te vertellen

Somatisatie bij een glazenwasser met een paniekstoornis

Casus

Vandaag verzoekt de heer Van Dam me telefonisch om een verwijskaart voor een gnatoloog. 'Een gnatoloog?', zeg ik. 'Ja, een gnatoloog, daar heeft de fysiotherapeut me naartoe verwezen. Ik heb al een afspraak gemaakt en ik word over drie dagen in het academisch ziekenhuis verwacht.' Dat verzoek schiet me in het verkeerde keelgat. Wie is de heer Van Dam? En wat is hier nou eigenlijk aan de hand?

De heer Van Dam is 30 jaar oud en oorspronkelijk glazenwasser van beroep. Hij is gehuwd en heeft een dochter van 4 jaar. De indruk die hij steeds bij me wekt is: 'Je hoeft mij niets te vertellen, ik ben een man van de wereld.' De afgelopen vier jaar kwam hij gemiddeld zo'n tien keer per jaar op het spreekuur. Meestal ging het over zijn 'aanvallen'. Die bestonden uit een eng gevoel, globusklachten, benauwdheid, trillen en een gevoel buiten de werkelijkheid te staan. Hij schreef die klachten steevast aan astma toe, maar ik kon geen lichamelijke oorzaak voor de klachten vinden en de geraadpleegde longarts had er ook geen medische verklaring voor. Volgens mij waren het paniekaanvallen. De patiënt toonde zich steeds teleurgesteld dat ik geen lichamelijke verklaring voor de klachten had. Als ik de paniekaanvallen in verband wilde brengen met psychosociale problemen, toonde hij nooit enige belangstelling. Volgens mij had hij de neiging psychosociale problemen te ontkennen of te vermijden. Als ik vragen in die richting stelde, kwam hij steevast met nietszeggende antwoorden zoals: 'Alles gaat goed, er is overal wel eens wat.'

Het enige dat ik tijdens verschillende gesprekken te horen kreeg, was een toespeling op problemen met zijn baas. Ook is hij in 1990 tijdens het werk bijna uit de hoogwerker gevallen. Sindsdien vermijdt hij zowel liften als hoogwerkers.

Epidemiologische gegevens over paniekstoornis

De 'lifetime'-prevalentie van de paniekstoornis bedraagt 3,5%. Het kan al dan niet samen met agorafobie voorkomen. Paniekstoornis komt bij vrouwen driemaal zoveel voor als bij mannen en begint meestal voor het 45e jaar. Waarschijnlijk is het gedeeltelijk genetisch bepaald. De diagnose wordt gesteld aan de hand van de DSM-IV-criteria (tabel 4-1).

Veelvoorkomende co-morbiditeit bij de paniekstoornis bestaat uit agorafobie (bij 30-40% van de patiënten met paniekstoornis), sociale fobie, depressie (40-80% van de patiënten met een paniekstoornis heeft een lifetime-historie met depressie), alcoholisme en benzodiazepineyerslaving.

| 4-1 | DSM-IV-criteria van paniekstoornis zonder agorafobie |

We spreken van een paniekstoornis volgens de DSM-IV wanneer:

A Zowel (1) als (2) optreedt:

(1) Herhaaldelijke onverwachte paniekaanvallen. Een begrensde periode van hevige angst of onwelbevinden, waarin vier (of meer) van de volgende symptomen abrupt ontstaan en binnen tien minuten een piek bereiken:
- hartkloppingen, bonzend hart of snelle hartslag
- transpireren
- trillen of beven
- ademnood of een verstikkend gevoel
- naar adem happen
- pijn of onaangenaam gevoel op de borst
- misselijkheid of maagklachten
- duizeligheid, onvaste gevoelens of flauwte
- derealisatie (onwerkelijk gevoel) of depersonalisatie (gevoel van vervreemding)
- angst voor controleverlies of gek te worden
- angst dood te gaan
- paresthesieën (doof of tintelend gevoel)
- opvliegers of koude vlagen

(2) Ten minste een van de aanvallen is gevolgd door een maand (of meer) met de volgende symptomen:
- blijvende ongerustheid over mogelijke nieuwe aanvallen
- bezorgdheid over de gevolgen van de aanval (bijv. gek worden, controleverlies, hartaanval)
- een duidelijke verandering in aan de aanvallen gerelateerd gedrag

B Afwezigheid van agorafobie.

C De paniekaanvallen zijn geen gevolg van fysiologische effecten door medicatie of drugsmisbruik of algemene medische afwijkingen.

D De paniekaanvallen zijn geen onderdeel van een sociale fobie, obsessief-compulsieve stoornis, posttraumatische stressstoornis, specifieke fobie of scheidingsangststoornis.

Vervolg casus *Gezien zijn terugkerende spreekuurbezoek probeerde ik het gespreksonderwerp te verplaatsen van somatische naar psychosociale onderwerpen. Ook deed ik herhaaldelijk pogingen hem te motiveren voor psychologische hulpverlening. Daar reageerde hij impliciet nogal afwijzend op, bijvoorbeeld door op te merken: 'Ik* *kan mij niet voorstellen dat zoiets wat uithaalt, maar als u dat zegt, dan zal dat wel.'*

En zo is hij, vooral op mijn aandringen, de afgelopen jaren achtereenvolgens bij verschillende GGZ-instellingen in behandeling geweest. De gelijkluidende conclusie was steevast dat het om paniekaanvallen en fobische klachten ging. Bij ieder van die instellingen liet hij het helaas na korte tijd weer afweten. In 1992 kwam hij door bovengenoemde klachten in de WAO terecht. In 1994 ging hij op proef weer aan het werk bij een taxibedrijf.

Herkent u die weerstand tegen een psychologische verklaring van lichamelijke klachten?

In deze casus zijn er diverse aanwijzingen voor het bestaan van weerstand tegen een psychosociale verklaring en benadering van de klachten:
– de presentatie van de patiënt als 'man van de wereld', wat het tornen aan de visie van de patiënt op de klachten bemoeilijkt;
– het vaag en oppervlakkig blijven bij het aansnijden van psychosociale onderwerpen;
– het reageren met onbegrip bij het leggen van een verband tussen paniekaanvallen en psychosociale problemen;
– het bij drie verschillende psychische hulpverleners afbreken van de behandeling.

Weerstand

Weerstand tegen een niet-organische verklaring voor lichamelijke klachten is een centraal thema bij somatisatie. De patiënt somatiseert niet voor niets. Somatisatie is voor een belangrijk deel afweer, externalisatie van een psychisch probleem of uiting van een bepaalde gedragsstijl. De weerstand staat hier in dienst van het psychologisch evenwicht. Een behandelaar die daaraan tracht te tornen, kan dan ook op flinke tegenwerking rekenen. Voor de arts is het belangrijk weerstand te herkennen en ermee te leren omgaan. Het helpt te voorkomen dat tijd en energie worden gestoken in een aanpak die alleen frustratie oplevert.

Wat is weerstand in dit verband precies? Definitie: met weerstand wordt hier alle gedrag bedoeld dat de functie heeft de voortgang van diagnostiek en behandeling te belemmeren. De weerstand staat in dienst van het evenwicht dat dankzij de functionele klacht tot stand is gekomen. In de behandeling kan op verschillende manieren rekening worden gehouden met weerstand:
– Overgaan op begeleiding in plaats van behandeling: met andere woorden de patiënt zo goed en zo kwaad mogelijk leren te leven met zijn klachten.
– Van het onderwerp 'weerstand' een thema maken en dit bij de patiënt aan de orde stellen. In die gesprekken kunnen algemene relativerende opmerkingen over het begrip weerstand worden gemaakt. Bijvoorbeeld: opmerken dat weerstand veel voorkomt en alleszins begrij-

pelijk is, omdat gedragsverandering nu eenmaal onzekerheid en bedreiging met zich meebrengt.
– Nog eens expliciet een verband leggen tussen lichamelijke klachten en psychosociale problemen. Daarbij kan gebruik worden gemaakt van de reattributietechniek (zie hoofdstuk 2).
Voor de aanpak van weerstand zijn ook psychologische technieken voorhanden. Die veronderstellen echter uitgebreide psychotherapeutische kennis en vaardigheden. Het is de vraag of die nog tot het arsenaal van de huisarts kunnen worden gerekend.

Vervolg casus

In 1994 en 1995 sudderden de klachten voort. Paniekbehandeling bracht ik niet meer ter sprake. Ik verloor hem trouwens uit het oog, omdat hij wisselde van behandelaar. Hij ging het spreekuur bezoeken van de collega met wie ik de praktijk deel. Tot vandaag, nu ik plotseling weer bij de 'aanvallen' van de heer Van Dam word betrokken via het telefonische verzoek om een verwijskaart. Ik ben het daar helemaal niet mee eens. Een verwijzing naar een somatisch superspecialist zoals een gnatoloog lijkt mij hier niet geïndiceerd. Het is toch bekend dat kaakfunctiestoornissen kunnen ontstaan door klemmen of knarsen van het gebit, symptomen die gekleurd zijn door psychische factoren. Het ligt toch voor de hand dat zoiets hier het geval is! Toch besef ik dat een botte weigering niet verstandig is. Ik zeg hem de verwijskaart toe, maar vraag hem tegelijkertijd eens langs te komen om te praten.

Na het spreekuur neem ik de medische gegevens van de afgelopen maanden nog eens door. Het blijkt dat mijn collega de heer Van Dam eerst voor nekklachten naar de neuroloog heeft verwezen. Later kwamen er kaakklachten bij, waarvoor zij hem naar de fysiotherapeut stuurde. Ik realiseer me nu dat het jammer is dat ik met mijn collega-huisarts geen afspraken heb gemaakt over de omgangswijze met somatiserende patiënten die wisselen van behandelaar. Met goede afspraken had ik bovenstaande ontwikkeling wellicht kunnen voorkomen.

Ik neem de volgende dag telefonisch contact op met de fysiotherapeut. Ik stel hem op de hoogte van de voorgeschiedenis, geef hem mijn mening over de huidige klachten en zeg dat volgens mij de verwijzing naar een gnatoloog de medicalisatie alleen maar bevordert. 'Wat nodig is,' zo houd ik de fysiotherapeut voor, 'is dat zijn coping-gedrag ten aanzien van zijn stress verbetert.' Ik stel hem voor van de nood een deugd te maken en door gezamenlijk optreden een poging te doen om te voorkomen dat de patiënt nog verder vastloopt in het medische kanaal. We bespreken samen een plan van aanpak.

Hoe zou u de greep op het ziektebeloop kunnen terugkrijgen?

Onvoldoende greep op het ziektebeloop komt vaker voor wanneer somatisatie in het spel is dan bij een duidelijke organische aandoening. Dat heeft te maken met de specifieke aard van somatisatie. Vaak gaat het daarbij om een al dan niet uitgesproken onenigheid tussen arts en patiënt over de aanpak. Dat verschil van mening kan alle facetten van de hulpverlening betreffen: zowel de aard van de aandoening, de keuze van de behandeling, als de vraag wie daarvoor moet worden ingeschakeld. Verder kenmerkt somatisatie zich vaak door het optreden van crisissituaties, wat de bemoeienis van verschillende artsen (waarnemend huisarts, arts van de afdeling Eerste Hulp) in de hand werkt. De patiënt kan ook van behandelaar wisselen, zoals in deze casus het geval is. Bovengenoemde zaken bemoeilijken het om tot een consistente aanpak te komen, bij voorkeur door één persoon. Toch is dat wat bij somatisatie nodig is.

Het behouden of terugkrijgen van grip op de situatie vraagt om een gerichte en systematische aanpak en een actieve opstelling van de huisarts. Bij de aanpak van somatisatie is een sterke regie nodig. Het is onafwendbaar dat die van de huisarts moet komen. Hij is de generalist en hij heeft de beschikking over het complete medische dossier.

Waaruit bestaat de regie van de huisarts?
– Hij dient erop toe te zien dat het hulpverleningsproces gestructureerd verloopt. Hij zorgt ervoor dat alle onderdelen worden doorlopen: intake, vraagverheldering, probleemdefinitie, opstellen van behandelplan, bepalen wie wat doet.
– Hij neemt het initiatief voor het terugbestellen van de patiënt en neemt zo nodig contact met de patiënt op als hij niet op de afspraak verschijnt.
– Hij gaat na of de behandeldoelen worden gehaald en stelt zo nodig het behandelplan bij.
– Hij ziet erop toe dat de patiënt gedurende een somatisatie-episode zo veel mogelijk door dezelfde arts wordt behandeld.
– Hij probeert verwijzingen zo beperkt mogelijk te houden. Als hij verwijst, dan moet hij aan de patiënt duidelijk maken welk doel de verwijzing dient. Hij zorgt voor verwijzing naar de juiste specialisten, met een duidelijke vraagstelling. Hij voorkomt doorverwijzingen en bewaakt terugverwijzing.

Als deze regie is ingebed in een goede arts-patiëntrelatie, kan een dialoog totstandkomen waarin ook moeilijke en persoonlijke onderwerpen ter sprake kunnen komen. Die kunnen invloed hebben op het beloop en de duur van de somatisatie-episode.

Vervolg casus

De onderzoeken van neuroloog en gnatoloog brengen zoals verwacht geen lichamelijke afwijkingen aan het licht. Daarna komen de heer Van Dam, de fysiotherapeut en ik bijeen voor een gezamenlijke bespreking. Ik gebruik de negatieve bevindingen van de medisch specialisten om de heer Van Dam het verband tussen stress en lichamelijke klachten nog eens duidelijk te maken. We schetsen samen een sombere toekomst als hij zijn houding ten aanzien van de klachten niet wijzigt. Hij moet meer werk maken van psychologische behandeling, zo houd ik hem voor.

De patiënt lijkt zich aan het einde van het gesprek bij deze visie neer te leggen. Hij zegt: 'Als jullie dat zo zeggen dan wil ik dat wel aannemen, ook al vind ik het eigenlijk maar raar dat een mens zo in elkaar zit.' Hij vraagt of hij terug kan gaan naar de laatste psychiater. Die psychiater wordt bereid gevonden de behandeling te hervatten. Ze wil de eerder ingezette therapie voortzetten. Die bestond uit registratieopdrachten, gedragstherapeutische adviezen, ademhalings- en ontspanningsoefeningen. Daar was volgens haar voorheen al enig succes mee geboekt.

De heer Van Dam heeft zich daarna daadwerkelijk onder haar behandeling gesteld en de behandeling afgemaakt. De laatste anderhalf jaar heb ik hem niet meer op het spreekuur gezien met paniekaanvallen of daaraan gerelateerde lichamelijke klachten.

Tweedelijns-behandeling van paniekstoornis

Redenen om te verwijzen naar de tweede lijn kunnen zijn: de ernst en duur van de symptomen, het bestaan van comorbiditeit en verhoogde medische consumptie.

Er zijn verschillende benaderingen mogelijk bij de behandeling van een paniekstoornis: behandeling met psychofarmaca, met cognitieve/gedragstherapie of met een combinatie van de twee.

De medicamenteuze behandeling kan de huisarts zelf ook voor zijn rekening nemen. De NHG-standaard Angststoornissen beveelt antidepressiva aan. De eerste keus is clomipramine, de tweede keus (bij verhoogd suïciderisico of contra-indicaties) een tweede generatie antidepressivum, bijvoorbeeld fluvoxamine. Bij toename van de angstverschijnselen in de eerste weken kan diazepam worden toegevoegd.

Bij onvoldoende effect van deze behandeling dient alsnog verwijzing plaats te vinden.

Er zijn vier typen cognitieve/gedragsmatige therapie voor de behandeling van de paniekstoornis:
– Cognitieve therapie met psycho-educatie om de verkeerde denkbeelden die de patiënt over zijn symptomen heeft naar boven te halen, te bespreken en te corrigeren. Dit wordt wel reattributie genoemd. Een beproefde methode hiertoe is het dagelijks scoren van symptomen en gedachten, en deze gegevens bespreken.
– Ontspanningsoefeningen worden aangeleerd om te proberen de paniekaanvallen weer onder controle te krijgen of op te vangen.
– Ademhalingstechnieken om de hyperventilatie waarmee paniekaanvallen gepaard gaan, tegen te gaan.
– Blootstelling aan de gevreesde stimulus. Dit is met name gedaan bij

de behandeling van agorafobie, maar kan ook worden aangewend bij de behandeling van paniekaanvallen op zich.

Literatuur

1   Grol RPTM, red. Huisarts en somatische fixatie. Theorie en praktijk van de preventie van somatische fixatie. Utrecht: Bohn, Scheltema en Holkema, 1983.
2   Spaendonck KPM van, Berger HJC, Haverkort AFM, et al. Functionele klachten in de medische praktijk. Assen: Van Gorcum, 1996.
3   Trijsburg RW, Dokter HJ, Beusekom JAH van, red. Behandeling door gesprekken in de huisartspraktijk. Houten: Bohn, Scheltema, Van Loghum, 1992.
4   Fyer AJ, Manuzza S, Coplan JD. Panic disorders and agoraphobia. In: Kaplan HI, Sadock BJ, eds. Comprehensive textbook of psychiatry (6th ed.). Baltimore: Williams and Wilkins, 1995.
5   Neomagus GJH, Terluin B, Aubers LBJ, et al. NHG-standaard Angststoornissen. Huisarts Wet 1997;40(4):167-75.

Mag ik toch een keer naar de cardioloog?

Somatisatie bij een hypochondere man

*Ik ken Hendrik al 13 jaar. Hij is een joviale vent van achter in de vijftig. In te-
genstelling tot de meeste mannen van zijn leeftijd is hij slank en gespierd, omdat
hij zijn hele leven aan sport heeft gedaan. Hij fietst nog steeds en traint met ge-
wichten. Ik zie hem per jaar ongeveer vijf tot zeven keer met typische nerveus-functionele klachten, zoals migraine, borstwandpijn, prikkelbare-darmsyndroom, maagklachten, prostaatklachten, lage-rugpijn, vlekjes voor de ogen en
slikklachten. Daarnaast laat hij ongeveer vier keer per jaar zijn licht verhoogde
bloeddruk controleren door de assistente. Hij laat zich doorgaans goed geruststellen door mijn onderzoek, waarbij ik af en toe een beroep moet doen op laboratori-
um- of röntgenonderzoek en een enkele keer een elektrocardiogram (ECG) moet
maken of een specialist moet inschakelen.*

*Hendrik was vroeger technicus in een groot ziekenhuis. Ongeveer 25 jaar gele-
den kreeg hij last van hyperventilatie, migraine, spastische darmen en nek- en
rugklachten, waardoor hij geregeld in de ziektewet zat. Tien jaar geleden raakte
hij overspannen door te grote drukte op het werk en bleef hij een paar maanden
thuis. Twee jaar later werd hij na een ingrijpende reorganisatie opnieuw overspannen. Na een jaar tobben werd dit uiteindelijk opgelost met een afkeuring in
het kader van de toen nog vrij soepel toegepaste WAO.*

*Hendrik komt op een middag op het spreekuur. Hij heeft zijn vrouw meege-
bracht. Het is serieus, denk ik. Ze kijken allebei erg bedrukt. Zijn vrouw neemt
het woord. 'Het is hopeloos, dokter. Hij heeft de hele tijd pijn in zijn borst en is
voortdurend bang een infarct te krijgen. Hij durft niet meer te sporten en zit de
hele dag maar over zijn borst te wrijven. Zo is het geen doen!'*

*'Vertel eens, wanneer is die pijn in je borst begonnen?', vraagt ik aan Hen-
drik. 'Je weet, ik heb regelmatig pijn in mijn borst, maar meestal niet zo erg en
niet zo lang. Dan denk ik "niet op letten, het gaat wel weer over" en meestal gaat
het dan ook weer over. Alleen de laatste weken is het veel erger. Ik probeer het wel
van me af te zetten, maar dat gaat niet meer. Ik zie me al in het ziekenhuis liggen
aan de monitor. Idioot, hè? Ik durf niet meer te sporten omdat ik bang ben dan
een hartstilstand te krijgen, net als mijn vriend een paar jaar geleden.' Drie jaar
geleden kwam Hendrik met dezelfde pijn in zijn borst, vier weken na het plotseling overlijden van zijn sportvriend. Ik heb hem toen serieus nagekeken, een ECG
gemaakt, krachtig gerustgesteld en dringend geadviseerd het sporten weer te hervatten. Dat is toen goed gegaan. Zou het nu weer lukken?*

*'Waarom heb je dit nou ineens? Is er iets gebeurd?' Hendrik moet het ant-
woord schuldig blijven. Voorzover hij en zijn vrouw kunnen nagaan, is er niets*

bijzonders voorgevallen de laatste tijd. 'Herinner je je dat je drie jaar geleden ongeveer hetzelfde probleem had, kort na het overlijden van je vriend?' probeer ik. 'Ja, maar nu is het erger.' 'Toen heb ik je nagekeken en je gerustgesteld, je ging weer sporten en het ging weer goed met je. Wat wil je nu dat ik doe?' 'Mag hij niet een keer naar de cardioloog?', vraagt zijn vrouw. 'Je wordt toch wel een jaartje ouder,' vult Hendrik aan. Als het erger is dan toen en als hij al een jaartje ouder wordt, is het voor mij misschien ook niet meer zo gemakkelijk om hem zodanig gerust te stellen dat hij weer gaat sporten.

Zou u Hendrik naar de cardioloog verwijzen?

Ik neig ertoe Hendriks verzoek te honoreren. Een verwijzing heeft weliswaar risico's, maar aan de andere kant is het tenminste niet het einde van onze relatie. Na de verwijzing moeten we ook weer verder met elkaar. Een belangrijke overweging is dat ik inschat Hendrik dit keer niet gerust te kunnen stellen. Als ik dan toch overstag moet, kan ik het maar beter van harte doen. Ik verwacht dat het goed is voor onze relatie. Nu ga ik met Hendrik mee en straks vraag ik hem met mij mee te gaan. Overigens speelt misschien ook nog mee dat ik er zelf ook niet 100% gerust op ben dat het niet toch cardiaal is. Angst is aanstekelijk. Welke signalen van somatische fixatie (zie hoofdstuk 1) zien we bij Hendrik en zijn vrouw?
– De klachten zijn vaag. De pijn op de borst bestaat al jaren. Het karakter van de pijn is niet echt veranderd; alleen de angst is toegenomen.
– Er is sprake van een voorgeschiedenis met overmatige medische consumptie.
– De patiënt is overmatig ongerust over zijn klachten.
– Er is enige weerstand tegen een psychologische verklaring. 'Het is nu erger.'
– Voor het presenteren van de hulpvraag wordt versterking van de partner ingeroepen.
– Er wordt expliciet aangedrongen op een somatische aanpak.

Denkt u dat een verwijzing, en hopelijk een geruststellende uitslag, voorlopig genoeg is? Nee, ik ben bang dat geruststelling door de cardioloog bij afwezigheid van somatische bevindingen niet genoeg zal zijn om de angst bij Hendrik weg te nemen. Er moet na de verwijzing nog iets meer gebeuren.

Cognitieve gedragstherapie voor somatisatie

Sharpe et al. hebben een cognitief-gedragsmodel beschreven voor het ontstaan en voortbestaan van 'functionele somatische klachten'. Dit model is Hendrik op het lijf geschreven. Hierin wordt onderscheid gemaakt tussen predisponerende factoren, uitlokkende factoren en instandhoudende factoren. De laatste categorie is in de praktijk het be-

langrijkst. Deze factoren belemmeren het herstel en vormen het belangrijkste aangrijpingspunt voor behandeling.

Predisponerende factoren kunnen te maken hebben met iemands
constitutie en met eerdere ervaringen met ziekte bij de persoon zelf of
in zijn omgeving. Uitlokkende factoren zijn mechanismen die leiden tot
het ontstaan van lichamelijke sensaties zonder dat er sprake is van
ernstige somatische ziekte: distress als reactie op problematische omstandigheden of levensgebeurtenissen, kleine kwalen en fysiologische
fluctuaties.

Centraal in het model staan de cognities van de patiënt: wat denkt de
patiënt over zijn lichamelijke sensaties? Zodra de patiënt zijn lichamelijke sensaties opvat als (mogelijke) symptomen van een ernstige ziekte,
treden de volgende consequenties op:
- emotionele 'arousal' waardoor de sensaties toenemen;
- verhoogde aandacht voor de sensaties waardoor ze sterker tot het
bewustzijn doordringen;
- disfunctioneel gedrag zoals het controleren van de polsslag, het
raadplegen van medische informatie (encyclopedie, Internet), het vermijden van lichamelijke inspanning, zich ziek melden, piekeren en het
zoeken van medisch onderzoek en behandeling;
- reacties van anderen die de ongerustheid van de patiënt aanwakke-
ren.

Het effect van deze processen is een versterking van de angst en
daardoor van de klachten. Er ontstaat een geheel van zichzelf verster-
kende vicieuze cirkels op verschillende niveaus.

Bij de cognitief-gedragsmatige behandeling wordt geprobeerd de vicieuze cirkels te doorbreken. Allereerst is het van belang de cognities
van de patiënt over zijn klachten te achterhalen en te bespreken. Vervolgens wordt nagegaan welke processen door deze cognities in gang worden gezet die de angst en de klachten versterken. Als de patiënt begrijpt
hoe zijn eigen gedachten en gedrag bijdragen tot het instandhouden
van zijn klachten, kunnen afspraken worden gemaakt over het veranderen van die gedachten en gedragingen. In hardnekkige gevallen kan de
huisarts de patiënt het best verwijzen naar een gedragstherapeut. In
lichte en beginnende gevallen kan hij zelf veel doen.

Vervolg casus　　'Oké,' zeg ik, 'ik begrijp het, ik vind het goed dat je een keer naar de cardioloog
gaat om je goed te laten nakijken en geruststellen. Begrijp me goed, ik denk niet
dat de pijn in je borst op een hartziekte wijst. Volgens mij is het pure angst en zit
je nu gevangen in een vicieuze cirkel van pijn in je borst, angst voor je hart en
niet meer durven sporten. Door je eigen angst houd je de pijn in stand. Door je
angst voor inspanning gaat je conditie achteruit en krijg je steeds meer klachten.*

Dat versterkt weer je angst voor je hart. Het is een cirkel. Begrijp je dat?' Ja, Hendrik begrijpt het. Hij weet eigenlijk best hoe het werkt. Het is alleen zo moeilijk om op eigen kracht de angstcirkel te doorbreken.

'Dus, als de cardioloog tot de conclusie komt dat je hart in orde is, dan moet je onmiddellijk een trainingsschema maken om weer te gaan sporten. Je moet dan je conditie in de loop van een paar weken opbouwen. Als je eenmaal weer de ervaring hebt dat je lichaam een flinke inspanning zonder problemen aankan, wordt het steeds gemakkelijker om de angst van je af te zetten. Als het je na de geruststelling door de cardioloog niet zou lukken je angst te overwinnen, kom dan meteen bij me terug om te zien met welke hulp je het wel voor elkaar krijgt.'

Hendrik en zijn vrouw zijn opgelucht dat ik instem met een verwijzing. Dat was toch hun eerste zorg. Terwijl ze even wachten, schrijf ik een verwijsbrief.

Weerstand tegen een psychologische benadering

In het geval van Hendrik heb ik in feite een mini-cognitieve gedragstherapie toegepast: uitleg over de vicieuze cirkel van angst, klachten en gedrag, en instructies om gedrag te ontwikkelen dat onverenigbaar is met de angst, zodat de angstcirkel wordt doorbroken. Hendrik vertoont weinig weerstand tegen een psychologische benadering van zijn klachten (mits er eerst aandacht aan zijn somatische gesteldheid wordt besteed). Niet alle somatiserende patiënten zijn bereid zo gemakkelijk de overstap van het somatische naar het psychosociale spoor te maken. Als de dokter het dan toch probeert, levert dit nogal eens irritatie en afwijzende reacties bij de patiënt op. Dit valt dan natuurlijk weer slecht bij de dokter. De dokter kan op zijn beurt hierop anticiperen, ertegenop gaan zien het psychosociale spoor aan te snijden en uitstel- en vermijdingsgedrag gaan vertonen. Dat dit de oplossing van de problematiek niet dichterbij brengt en feitelijk bijdraagt tot het voortbestaan van de somatisatie (weer een vicieuze cirkel!), hoeft geen betoog.

Kent u die weerstand bij uzelf om de patiënt te confronteren met mogelijke psychosociale aspecten van zijn klachten, uit angst voor de weerstand van de patiënt daartegen?

Zo ja, dan volgt hier een cognitief-therapeutische tip waarmee u uw weerstand zelf kunt overwinnen.

Stap 1. Identificeer de cognities die uw weerstand instandhouden. 'De patiënt staat er toch niet voor open.' 'Ik heb het al eerder geprobeerd, maar ik kom er toch niet door.' 'Als ik erover begin, verspeel ik de laatste goodwill die ik nog bij de patiënt heb.' 'Ik ben al zoveel uitgelopen vandaag, ik laat het maar rusten tot de volgende keer.' 'Ik heb geen zin in weer zo'n discussie.'

Stap 2. Stel uzelf de volgende vragen:
– Is die gedachte waar?
– Doet die gedachte recht aan de autonomie van mijn patiënt?

– Geeft die gedachte mij een goed professioneel gevoel?
– Helpt die gedachte mij om mijn doel te bereiken?
    Stap 3. Indien een of meer van de bovenstaande vragen met 'nee' moeten worden beantwoord, ga dan na welke gedachten beter in de situatie zouden passen. Probeer bijvoorbeeld de volgende gedachten eens:
– Het is nou eenmaal een feit dat bepaalde klachten vaak een psychosociale oorzaak hebben; daar kan ik niks aan doen.
– De patiënt kan het misschien wel vervelend vinden dat zijn klachten mogelijk een psychosociale achtergrond hebben – en daar kan ik zelfs wel inkomen, het zal je maar gebeuren dat je lichaam doet alsof het ziek is, terwijl het in feite kerngezond is – maar dat verandert niets aan de zaak.
– Als bepaalde klachten mogelijk een psychosociale achtergrond hebben, maar ik kies ervoor deze mogelijkheid niet aan te kaarten, kan ik de patiënt benadelen. De patiënt heeft mogelijk geen flauw vermoeden. Als ik hem niet informeer, krijgt hij niet de gelegenheid iets aan zijn psychosociale problemen te doen.
– Ik heb de wettelijke plicht (WGBO) om de patiënt volledig in te lichten over zijn klachten, dus ook over de mogelijke rol van psychosociale factoren.
– Als de patiënt niet van een mogelijk psychosociale oorzaak wil horen, dan is dat zijn goed recht. Ik vind wel dat ik het minstens een keer moet aankaarten.
– Het is beter de mogelijkheid van 'spanningen' in een vroeg stadium aan te kaarten. Dan kan het nog alle kanten op. Als ik wacht tot eerst alle somatische mogelijkheden zijn uitgesloten (en hoe lang kan dat niet duren?) en dan pas kom met de mededeling dat de klachten waarschijnlijk psychosociaal zijn, zal de klap des te harder aankomen en zal de patiënt zich mogelijk in een hoek gedreven voelen.
– Hoe langer ik wacht met het aansnijden van het psychosociale spoor, hoe meer inadequaat ziektegedrag de patiënt ontwikkelt en hoe moeilijker het wordt hier ooit nog doorheen te komen.
– Als de patiënt op dit moment een psychosociale benadering afwijst, wil dat niet zeggen dat hij die benadering categorisch blijft afwijzen. Hij kan er thuis nog eens rustig over nadenken.

Vervolg casus   *Vier maanden later komt een gelukkige Hendrik verslag uitbrengen van zijn onderzoek bij de cardioloog. Deze heeft hem onderzocht, een ECG en een echo gemaakt en hem een inspanningstest laten doen. Het is allemaal prima in orde! Alleen de bloeddruk is iets aan de hoge kant, maar dat kan geen kwaad. Deze moet alleen geregeld in de gaten worden gehouden. Hendrik is meteen weer met sporten begonnen, en inderdaad zijn de angst en pijnklachten tot een hanteerbaar niveau gezakt. Hij bedankt me voor de verwijzing. We spreken af dat hij zijn sportieve activiteiten niet meer zal stoppen vanwege angst voor het hart en dat hij elke drie maanden bij de assistente de bloeddruk laat controleren.*

Hypochondrie

Hendrik, de casus in dit hoofdstuk, heeft duidelijk hypochondere klachten. Hij heeft dit al eerder gehad. De neiging zich overmatig zorgen te maken over zijn lichaam is een zwak punt van hem. De preoccupatie met zijn symptomen en zijn angst voor hartziekte zijn duidelijk van hypochondrische aard. Toch zijn de klachten nog niet zo ernstig dat Hendrik al voldoet aan de DSM-IV-criteria voor hypochondrie (tabel 5-1). Zijn 'stoornis' bestaat nog geen zes maanden in een klinisch significante mate. Bovendien blijkt hij door de cardioloog (nog) wel gerustgesteld te kunnen worden. In de huisartspraktijk zien we vaker stoornissen die niet aan alle DSM-IV-criteria voldoen. Het is echter gemakkelijk voor te stellen dat Hendrik kandidaat was voor het ontwikkelen van een echte hypochondrie volgens de criteria, als hem geen handvatten waren aangereikt om zijn beginnende stoornis onder controle te krijgen.

5-1

DSM-IV-criteria voor hypochondrie

Er is sprake van preoccupatie met de angst of overtuiging een ernstige ziekte te hebben, gebaseerd op de misinterpretatie van lichamelijke symptomen.

De preoccupatie veroorzaakt klinisch significant onwelbevinden of disfunctioneren.

De angst of het idee een ziekte te hebben blijft bestaan ondanks geruststelling door medici.

De duur van de stoornis bedraagt ten minste zes maanden.

De bij het eerste punt genoemde overtuiging heeft niet de intensiteit van een waan, zoals bij een waanstoornis van het lichamelijke type het geval is.

De preoccupatie wordt niet beter verklaard door andere psychiatrische stoornissen, zoals een gegeneraliseerde angststoornis.

Ziektekundige status

Hypochondrie kan als een primaire stoornis optreden, zoals omschreven in de DSM-IV, of als een voorbijgaande reactie op stressvolle levensomstandigheden. Tevens kan het bij diverse psychiatrische stoornissen voorkomen, zoals angststoornissen en depressie. In dat geval spreekt men van secundaire hypochondrie. Ook is er een zekere overlap met de somatisatiestoornis. De belangrijkste differentiërende elementen van hypochondrie zijn het cognitieve element, waarbij lichamelijke symptomen ten onrechte aan ziekte worden toegeschreven (misattributie), en het gedragsmatige element, bestaand uit het herhaaldelijk en onsuccesvol zoeken van geruststelling dan wel bevestiging.

Hypochondrie komt voor bij 3-14% van de patiënten in de algemene medische praktijk; de prevalentie in de algemene bevolking is onbekend. Het komt bij beide seksen voor, mogelijk iets vaker bij mannen. Het komt voor op alle leeftijden en in alle sociale lagen. Predisponerende factoren zijn een lichamelijke ziekte op jonge leeftijd, al dan niet in combinatie met nerveus-functionele symptomen en overbezorgd reageren van familieleden.

De meest voorkomende symptomen zijn pijn, gastro-intestinale en cardiovasculaire symptomen. De patiënt vertelt deze in detail en heeft vaak een uitgewerkt pathofysiologisch verklaringsmodel in gedachten. Daarbij is de patiënt meestal meer geïnteresseerd in verlichting van de angst (geruststelling) dan in erkenning (een diagnostisch label). Het beloop kan chronisch zijn, wisselend in intensiteit, of kort en voorbijgaand. In het laatste geval is de hypochondrie vaak een reactie op stress; vaak een ernstige ziekte of het overlijden van een sleutelfiguur, of het zelf lijden aan een ernstige ziekte die weliswaar herstelt, maar de patiënt tijdelijk hypochondrisch maakt. Hypochondrie kan chronisch worden wanneer het sociale systeem en de medici rondom de patiënt het gedrag bekrachtigen.

Behandeling

Hypochondrie wordt meestal door de huisarts behandeld, omdat de patiënt geen psychiatrische verwijzing accepteert. Bij die patiënten die emotionele problemen onderkennen, kan verwijzing zinvol zijn. Sommige patiënten accepteren verwijzing naar een ziekenhuispsychiater vanwege de medische setting. Ze krijgen dan veelal een behandeling gericht op stressreductie en leven met een chronische ziekte. Groepstherapie heeft dan de voorkeur, omdat het sociale interactie en steun biedt, iets waar deze patiënten behoefte aan hebben.

De behandeling door de huisarts richt zich meer op 'care' dan op 'cure'. Het gaat erom de symptomen te verlichten, ervan uitgaand dat een zekere mate van onwelbevinden blijft bestaan. Het leven met de symptomen en het bevorderen van optimale adaptatie staan op de voorgrond. Geen enkele interventie zal bij deze patiënten de behoefte genezen om symptomen te hebben, omdat deze behoefte wordt gevoed vanuit psychologische en sociale redenen die niet door interventie te veranderen zijn. Het is voor de huisarts dus het best de klachten van de patiënt als een manier van communiceren te zien en die klachten serieus te nemen.

Het is van belang goed te benadrukken dat de patiënt geaccepteerd wordt als patiënt ongeacht de vraag of hij symptomen heeft. Dit is te bereiken door regelmatig afspraken te plannen in plaats van alleen een afspraak te maken 'als het nodig is'. Een steunende opstelling, bijvoorbeeld door het doorzettingsvermogen van de patiënt te prijzen, doet de arts-patiëntrelatie goed, evenals het informeren naar de persoonlijke omstandigheden van de patiënt. Dit kan een geleidelijke verschuiving bewerkstelligen in gespreksonderwerpen, van het bespreken van lichamelijke symptomen naar persoonlijke omstandigheden en gevoelens. Medische interventies en diagnostiek moeten bescheiden en goedaardig zijn om iatrogene schade, waarvoor deze patiënten gepredisponeerd zijn, te voorkomen.

Aangezien patiënten juist wel op onderzoek en ingrepen aandringen, is het van belang een alternatief verklaringsmodel aan te bieden voor de klachten. Hierbij moet het meer gaan om een model dat het disfunctioneren van intacte organen beschrijft dan van structurele pathologie. De huisarts kan uitleggen dat de patiënt extreem gevoelig is voor signalen vanuit het lichaam die een ander niet eens opmerkt, omdat die niet zo nauwkeurig waarneemt als de patiënt. Het heeft echter geen zin hierover de strijd aan te gaan wanneer de patiënt dit niet accepteert.

Medicamenteuze behandeling heeft alleen zin bij secundaire hypochondrie, zoals bij een onderliggende angststoornis of depressie. Wanneer de hypochondrie een voorbijgaande reactie op stress lijkt, kan de huisarts proberen de patiënt te laten omgaan met de stress zonder het ziektegedrag en het aangrijpen van de ziekenrol als oplossing te bekrachtigen.

Literatuur

1   Bass C, Murphy M. Somatization, somatoform disorders and factitious illness. In: Guthrie E, Creed F, eds. Seminars in liaison psychiatry. Glasgow: Bell and Bain Ltd., 1996.
2   Barsky AJ. Somatoform disorders. In: Kaplan HI, Sadock BJ, eds. Comprehensive textbook of psychiatry (5th ed.). Baltimore: Williams and Wilkins, 1989.
3   Bouman TK, Visser S. Hypochondrie: de angst voor ernstige ziekten. Houten/Diegem: Bohn Stafleu Van Loghum, 1998.
4   Sharpe M, Peveler R, Mayou R. The psychological treatment of patients with functional somatic symptoms: a practical guide. J Psychosom Res 1992;36:515-29.

6 Het gaat niet goed met die arm

Somatisatie bij een depressieve vrouw

Casus

Mevrouw Binnerts (37 jaar) heeft op verzoek van de fysiotherapeut een afspraak met mij gemaakt. Hoewel zij met haar gezin (man en twee dochtertjes van 9 en 11) al zeker tien jaar in mijn praktijk zit, ken ik haar nauwelijks. Zij is nogal gesloten. Ik krijg niet echt contact met haar. Zij komt een paar keer per jaar bij me voor gewone dingen. Man en kinderen zijn ook gezond. Een gewoon gezin, voorzover ik weet.

Zij is een maand geleden bij mijn collega geweest met pijn in de linker onderarm. Deze had een tendinitis van de triceps en een epicondylitis lateralis vastgesteld, naproxen voorgeschreven en een verwijzing voor fysiotherapie gegeven. Ik kreeg een briefje van de fysiotherapeut, waarin zij het volgende schreef: 'Overbelasting van de linkerarm: tendinitis triceps en epicondylitis lateralis. Ik heb het eerst lokaal behandeld (drie keer), maar het werd me al snel duidelijk dat de overbelasting niet alleen lichamelijk is. Patiënte zet zich onder druk door de eigen zaak en kan moeilijk grenzen stellen. Ze gaat altijd gewoon door. We hebben hierover een gesprekje gehad, maar ik kom er niet doorheen. De klachten breiden zich steeds verder uit: pijn in de hele arm en nek, plus tintelingen in de vingers 2, 3 en 4. Alle weerstandstests zijn pijnlijk. Soms bij lichte aanraking al pijn. Misschien kun jij eens met haar praten en haar duidelijk maken waar zij mee bezig is.'

Wat verwacht u?

Het lijkt in deze casus niet direct om somatisatie te gaan. De collega en de fysiotherapeut zijn het eens over een somatische diagnose. De vraag is alleen: waarom gaan de klachten niet over? De fysiotherapeut houdt het op lichamelijke maar ook geestelijke overbelasting, in combinatie met ontkenning van de kant van patiënte. Zij komt 'er niet doorheen' en hoopt dat het mij wel zal lukken. In deze situatie kan ik 'van alles' verwachten. Een puur somatisch lijden, het hele spectrum aan psychosociale problemen, of een verstoorde therapeut-patiëntrelatie. Het heeft niet veel zin hierover te speculeren. Eén ding lijkt wel duidelijk: er zit méér achter.

Vervolg casus

Bij de begroeting valt het me op dat het gezicht van patiënte strak en emotieloos is. Anders krijg ik altijd een vage glimlach van haar, maar nu niet. Ze gaat zitten en vertelt dat ze door de fysiotherapeut is gestuurd. Ze is niet tevreden met de behandeling. Het gaat niet goed met die arm. Ze heeft goede verhalen gehoord over een andere fysiotherapeut. Ze vraagt of ze daarheen mag.

Ik vraag haar eerst te vertellen wat er niet goed is met haar arm. De pijn in de arm, die twaalf weken geleden is begonnen, breidt zich nu uit naar de schouder, nek en rug. Ze slaapt er zelfs slecht van. Op mijn vraag of ze nog andere klachten heeft, antwoordt ze dat ze erg moe is. Ze is niet erg spraakzaam, als altijd, dus moet ik zelf verder vragen. Op mijn vraag of ze gespannen is, volgt een bevestigend antwoord. Ze vertelt echter altijd wel min of meer gespannen te zijn. De laatste tijd is ze ook erg prikkelbaar ('de kinderen moeten uit mijn buurt blijven') en heeft ze huilbuien.

Waar denkt u aan?   Bij slaapproblemen, moeheid, gespannenheid, prikkelbaarheid en huilbuien denkt u wellicht aan surmenage. De fysiotherapeut had het ook over een eigen zaak. Maar wat vindt u van haar strakke gelaat en het feit dat er geen glimlachje vanaf kan? Mevrouw Binnerts kan ook een echte depressie hebben. Omdat haar depressie verborgen blijft achter haar somatische klachten, zou u in dit geval van een 'gemaskeerde depressie' kunnen spreken. Het gemaskeerde karakter van zo'n depressie wil echter niet zeggen dat de depressie 'onzichtbaar' is. De depressie is er wel degelijk, maar komt alleen ter sprake als u er naar vraagt.

De NHG-Standaard Depressie geeft richtlijnen voor het stellen van de diagnose 'ernstige depressie' conform het psychiatrische classificatiesysteem DSM-IV (tabel 6-1). Een waarschuwing bij het gebruik van deze richtlijnen is echter op zijn plaats. De volgens de Standaard of DSM-IV gedefinieerde diagnose depressie is ontwikkeld in een psychiatrische setting en waarschijnlijk niet geheel valide in de huisartspraktijk. De validiteit in de huisartspraktijk is in elk geval nooit aangetoond. Het probleem is dat verschillende van de symptomen die worden gebruikt voor de diagnose depressie, niet specifiek zijn voor depressie.

Gedeprimeerdheid (nr. 1), besluiteloosheid en concentratieproblemen (nr. 3), agitatie (nr. 6), vermoeidheid (nr. 7) en slaapproblemen (nr. 8) behoren tot de aspecifieke symptomen die bij uiteenlopende psychische aandoeningen aanwezig zijn. Deze symptomen worden in de huisartspraktijk ook vaak zelfstandig gezien als uiting van stress en surmenage. Om die reden worden ze ook wel aangeduid met de term 'distress'. Veranderingen van eetlust en gewicht (nr. 9) kunnen bovendien bij diverse lichamelijke aandoeningen aanwezig zijn. Bij het stellen van de diagnose depressie doet u er dus goed aan niet klakkeloos de negen symptomen te tellen, maar ook te kijken naar die symptomen die specifiek zijn voor depressie, te weten anhedonie (verlies van levenslust, nr. 2) en pessimistische, negatieve gedachten over zichzelf, het leven en de toekomst (nr. 4 en 5). Daarnaast kan het vinden van 'vitale kenmerken' (met name vroeg ontwaken en dagschommeling) de diagnose depressie ondersteunen.

6-1	Criteria voor de diagnose 'ernstige depressie' volgens de NHG-Standaard Depressie

Er is sprake van een ernstige depressie bij het gedurende ten minste twee weken bijna dagelijks optreden van vijf of meer van de volgende symptomen, waarbij ten minste een van de eerste twee symptomen obligaat is:

1　sombere stemming
2　verlies van interesse of plezier
3　besluiteloosheid of concentratieproblemen
4　gevoelens van waardeloosheid of schuld
5　gedachten aan de dood of aan suïcide
6　agitatie of remming
7　vermoeidheid of energieverlies
8　slapeloosheid of overmatig slapen
9　verandering van eetlust of gewicht

Somatisatie en depressie	Somatisatie treedt regelmatig op in het kader van een depressie. Dit is een vorm van 'secundaire somatisatie'. De prognose is goed wanneer het onderliggend lijden, de depressie, adequaat wordt behandeld. De huisarts moet hier dus een aantal stappen zetten om tot een adequate behandeling te kunnen komen. In de eerste plaats moet hij denken aan de mogelijkheid van een onderliggend depressief syndroom wanneer iemand met onbegrepen klachten op het spreekuur komt. Het komt vaak voor dat een depressie in de huisartspraktijk niet wordt opgemerkt, omdat de patiënt zich alleen met lichamelijke klachten presenteert. Bij een depressie komen vaak lichamelijke klachten voor. Ten eerste betreft het klachten die bij een depressie horen, zoals moeheid, energieverlies, slaapstoornissen, gebrek aan eetlust, gewichtsverlies en obstipatie. Ten tweede kunnen ook andere lichamelijke klachten ontstaan of bestaande klachten verergeren door een proces van secundaire somatisatie.

　　Wanneer iemand zich met alleen lichamelijke klachten presenteert, terwijl er in feite sprake is van een depressie, wordt wel gesproken van een gemaskeerde depressie. Het is dan aan de huisarts het demasqué te verrichten. Dat is op zich niet moeilijk; het is gewoon een kwestie van uitvragen. Er wordt wel eens gedacht dat een gemaskeerde depressie een niet-zichtbare, 'verborgen' depressie is, die bij depressiediagnostiek niet aan het licht komt. Dit leidt ertoe dat sommige huisartsen bij vage klachten – verdacht voor een gemaskeerde depressie – op proef een antidepressivum voorschrijven. Dit beleid gaat uit van een verkeerd beeld van de gemaskeerde depressie. Een gemaskeerde depressie is alleen gemaskeerd voorzover patiënt en huisarts er niet toe komen de depressie ter sprake te brengen.

Is de depressie eenmaal aan het licht gebracht, dan is de volgende stap uitleggen aan de patiënt wat er aan de hand is, namelijk dat hij lijdt aan een depressie die kan worden behandeld. Hier gaat het dus om reattributie van de klachten, gevolgd door psycho-educatie, dat wil zeggen voorlichting over de verschijnselen, het normale beloop en de behandeling van een depressie.

Afhankelijk van de ernst van de depressie is al dan niet antidepressieve medicatie nodig. Hierbij is het van belang de juiste dosering voor te schrijven (niet te laag), gedurende voldoende lange tijd (vier tot zes weken voordat een effect kan worden vastgesteld) en met veel aandacht en uitleg over te verwachten bijwerkingen, die de eerste weken het hinderlijkst zullen zijn. Het is van belang de patiënt op korte termijn terug te zien, vooral omdat patiënten het innemen van antidepressiva nogal eens binnen enkele dagen staken vanwege de bijwerkingen. Het is gebleken dat deze factoren essentieel zijn voor een adequate medicamenteuze behandeling van depressie.

Vervolg casus

Hoewel een depressieve stemming niet specifiek is voor een echte depressie, gebruik ik een vraag naar de stemming als opstapje naar de 'moeilijkere' vragen. 'Hoe is het met je stemming? Ben je neerslachtig, depressief?' Mevrouw Binnerts blijkt inderdaad depressief te zijn. Ze kan nergens meer van genieten; ze kan nergens meer om lachen. Vorige week had ze zelfs een paar keer gedacht: was ik maar dood. Bij navraag blijkt ze gelukkig niet met concrete suïcideplannen rond te lopen. 'Dat zou ik mijn kinderen niet kunnen aandoen.'

Mevrouw Binnerts heeft minstens vijf symptomen van een ernstige depressie, waaronder de specifieke symptomen anhedonie en gedachten aan de dood. Er is dus sprake van een duidelijke depressie met op dit moment geen direct suïcidegevaar. Op mijn vragen naar vitale kenmerken blijkt dat mevrouw Binnerts wel vroeg wakker wordt, maar geen duidelijke dagschommeling heeft. Verder is zij een paar kilo afgevallen door verminderde eetlust. Zij heeft naar haar zeggen nooit eerder een depressie gehad. In haar familie komt depressie wel voor: een zusje is depressief geweest na een scheiding.

Nu ik weet wat er achter de klacht zat die niet over wilde gaan, moet ik niet vergeten waarvoor patiënte in eerste instantie kwam, namelijk haar arm en een verwijzing naar een andere fysiotherapeut. Bovendien wil ik graag nog wat meer van haar omstandigheden weten. Vier maanden geleden hebben haar man en zij een boetiek geopend in de stad. Haar man werkt er van 's morgens vroeg tot 's avonds laat en zij helpt hem van ongeveer tien uur tot halfzes. Vanwege de pijnlijke arm is ze al minder gaan werken. Bij onderzoek van de schouder stel ik niet meer vast dan dat een groot aantal spieren in het gebied van de linkerarm, linkerschouder, nek en rug pijnlijk is bij actieve belasting en bij palpatie.

Hoe verder? Mevrouw Binnerts kwam met een zere arm en nu heb ik een depressie gediagnosticeerd. Mevrouw Binnerts wil nu eindelijk wel eens wat goeds aan haar arm gedaan hebben. Ik zou liever voorrang geven aan een behandeling van haar depressie. Hoe mevrouw Binnerts voor mijn aanpak te winnen?

Mijn strategie wordt: 1 open kaart spelen, dus voorlichting geven over de 'ziekte' depressie, en 2 patiëntes verzoek honoreren, dan hoeft zij niet 180 graden om. Voor-wat-hoort-wat: door haar een verwijzing te geven naar de fysiotherapeut van haar keuze (waarvan ik niet direct veel heil maar ook geen schade verwacht) hoop ik dat zij bereid is met mij mee te gaan in mijn voorstel voor een antidepressieve behandeling.

Vervolg casus *Ik vertel patiënte dat ik denk dat haar probleem in eerste instantie was dat zij overbelast is geraakt door het extra werk van de nieuwe winkel. Daarbij is ook een aantal pezen in arm en schouder overbelast geraakt. De pijn maakte haar vervolgens nog meer gespannen. Mevrouw Binnerts knikt langzaam instemmend. Zij is bereid deze verklaring te accepteren. Vervolgens leg ik haar uit dat de stress van het werk en de pijn in haar arm een depressie hebben 'losgemaakt'. Daardoor is ze veel depressiever geworden dan door de omstandigheden verklaard kan worden.*

'Die depressie is een zelfstandig ziekteproces geworden, je kunt je er niet meer overheen zetten, je hebt er geen invloed meer op.' Ik vertel patiënte dat een depressie na zes tot twaalf maanden vanzelf overgaat en dat bepaalde medicijnen de genezing kunnen versnellen. 'Je moet echter wel weten dat die middelen niet direct werken — meestal gaan er twee tot vier weken overheen voordat je iets merkt — en dat ze in het begin nogal eens bijwerkingen geven.'

Ik stel patiënte voor een antidepressivum en een benzodiazepine voor de nacht te gaan gebruiken. Verder ga ik akkoord met een verwijzing naar de fysiotherapeut van haar keuze. Ik raad haar aan het rustig aan te doen en vraag haar over een week bij me terug te komen. Ik neem me voor onze fysiotherapeut te informeren. Zij heeft haar best gedaan, maar het lijkt zinloos te proberen mevrouw Binnerts in behandeling te houden bij een fysiotherapeut waar ze geen vertrouwen meer in heeft.

Een week later zie ik mevrouw Binnerts terug. Zij voelt zich al iets minder depressief. We spreken af dat zij doorgaat met het antidepressivum en de diazepam. De volgende dag word ik gebeld door een buurvrouw: patiënte heeft zeven tabletten diazepam 10 mg ingenomen. Bij haar thuis tref ik de buurvrouw, die me binnenlaat. Mevrouw Binnerts is in diepe slaap in haar bed. Zij ademt regelmatig en heeft een goede kleur. Ik controleer bloeddruk en pols. De buurvrouw heeft de medicijnenstripjes verzameld. Gelukkig heeft mevrouw Binnerts zich niet aan het antidepressivum vergrepen. Waar is haar man? De buurvrouw heeft hem gebeld, maar hij kon niet direct weg uit de winkel. Hij zou zo gauw mogelijk komen. Ik kan mijn verbazing – of zeg maar rustig ergernis – nauwelijks verbergen. Wat voor relatie hebben die mensen? Ik besluit patiënte thuis te houden. De buurvrouw is bereid te blijven tot meneer Binnerts terug is. Ik beloof dat ik aan het begin van de avond nog even langskom.

's Avonds is patiënte, hoewel nog erg suf, weer aanspreekbaar. Haar man weet waarom ze het gedaan heeft. Ze hebben het al uitgepraat. Hij had in de drukte van het werk iets tegen zijn vrouw gezegd dat zij als denigrerend moet hebben opgevat. Ik leg hem uit dat hij rekening moet houden met het feit dat zijn vrouw ziek is en, omdat zij toch al alles zwart en negatief ziet, moet oppassen met kritische opmerkingen aan haar adres. Hij belooft erop te letten. Zij belooft door te gaan met het antidepressivum.

Het lijkt even beter te gaan, maar twee weken later word ik weer gebeld door de buurvrouw. Zij heeft mevrouw Binnerts in een hoekje van de slaapkamer gevonden. Daar zit ze zwijgend voor zich uit te staren. Zij reageert niet op aanspreken. Ik vermoed dat er sprake is van een stupor, een ernstig verschijnsel. De buurvrouw weet te vertellen wat er aan vooraf is gegaan. Er is een nieuwe aanvaring met haar man geweest. Mevrouw Binnerts was bij de buurvrouw langs geweest om het te vertellen en uit te huilen. Daarna was zij naar huis gegaan. Omdat de buurvrouw zich ongerust maakte, had zij een uurtje later even gebeld maar geen gehoor gekregen. Toen was ze maar gaan kijken. Meneer Binnerts is weer in de winkel en kan niet naar huis komen… Hoe is het mogelijk! Ik ben teleurgesteld, ik heb met haar te doen en ben boos op hem. De meeste depressieve patiënten kunnen wel thuis blijven, maar het is voor haar eigen veiligheid beter haar nu te laten opnemen. Na overleg met de Riagg-crisisdienst wordt patiënte opgenomen op een psychiatrische afdeling van een algemeen ziekenhuis (PAAZ).

Na een opname van drie maanden is mevrouw Binnerts weer thuis. Zij moet erg wennen weer thuis te zijn. Zij gebruikt een antidepressivum en een lage dosis neurolepticum voor de nacht. De nazorg wordt verzorgd door de Riagg, waar ook echtpaargesprekken worden georganiseerd. Dat lijkt me een goed idee. Ik mag de medicatie voorschrijven. De depressie is en blijft in remissie.

Sinds mevrouw Binnerts weer thuis is en weer wat in de huishouding is gaan doen, heeft zij weer last gekregen van haar schouder. Bij onderzoek vind ik verschijnselen die passen bij een lichte supraspinatus tendinitis. Ik verwijs haar opnieuw naar de fysiotherapeut. Twee weken later blijkt de fysiotherapeutische behandeling goed aan te slaan. De maanden daarna stabiliseert de toestand zich en kan mevrouw Binnerts haar activiteiten – ook in hun eigen winkel – geleidelijk uitbreiden.

Literatuur

1   Hale AS. ABC of mental health. Depression. Brit Med J
1997;315:43-6.
2   Katon W. Depression: relationship to somatization and chronic
medical illness. J Clin Psychiatry 1984;45:4-11.
3   Marwijk HWJ van, Grundmeijer HGLM, Brueren MM, et al.
NHG-Standaard Depressie. Huisarts Wet 1994;37:482-90.
4   Terluin B, Meer K van der. Hoe valide zijn de diagnosen ernstige en
milde depressie? Huisarts Wet 1995;38:307-9.

7 Mag ik even een teiltje?

Somatisatiestoornis

Casus

Tijdens het ochtendspreekuur vraagt de heer Beemsterboer een huisbezoek aan. 'Dokter, ik ben zo duizelig dat ik mijn bed niet uit kan,' zegt hij. Het gaat om een mij welbekende, 39-jarige patiënt. Het horen van die naam brengt veel somatisatie in herinnering. Ik ga daarom telefonisch niet in discussie over de noodzaak van dit huisbezoek. 'De rest hoor ik straks wel aan zijn bed,' denk ik.

De heer en mevrouw Beemsterboer kwamen dertien jaar geleden in mijn praktijk. Drie jaar later werd hun enige kind, een dochter, geboren. Van de vorige huisarts kwam een dik medisch dossier mee en een begeleidend briefje waarin hij mij sterkte toewenste. De heer Beemsterboer behoort nu tot de toptien van somatiseerders uit mijn praktijk. Ik heb heel wat journaalkaarten over hem volgeschreven. Ook heb ik heel wat ergernis over zijn consultgedrag gehad. De laatste jaren is dat minder geworden. Daarvoor in de plaats is een gevoel van berusting en acceptatie gekomen.

De specificatie van de medische consumptie in de afgelopen vijf jaar is afgebeeld in tabel 7-1. Die grote medische bemoeienis heeft bijna louter functionele diagnosen opgeleverd of ziektegedrag dat buitensporig was in relatie tot de medische bevindingen. Eenmaal onderging hij een ongebruikelijke ingreep: excisie van een groot gedeelte van de okselhuid wegens overmatig transpireren. De genezing van de wond werd gecompliceerd door een ernstige nabloeding en een 'frozen shoulder'. De klachten hebben ook geleid tot een zeer hoog ziekteverzuim en problemen op de werkvloer. De patiënt, die archiefmedewerker is, meende allerlei opgedragen werk niet te kunnen verrichten.

7-1

Medische hulp verleend in de afgelopen vijf jaar

76 spreekuurbezoeken voor lichamelijke klachten*
25 verschillende lichamelijke klachten aangeboden
25 verschillende medicamenten voorgeschreven
6 verschillende somatisch specialisten geraadpleegd**
7 ziekenhuisopnamen waarvan driemaal een dagopname
24 maanden onder behandeling van een fysiotherapeut

* In deze leeftijdscategorie komt een mannelijke patiënt gemiddeld een- tot tweemaal per jaar op het spreekuur.
** Bij één specialisme werd ook om een 'second opinion' gevraagd.

Zou u ook direct op dat verzoek om een huisbezoek zijn ingegaan?

Voor iedere arts, maar zeker voor de huisarts, is het belangrijk te weten met wat voor patiënt hij te doen heeft. William Osler schreef in de negentiende eeuw al: 'It's more important to know what sort of patient has a disease than what sort of disease the patient has.' Dat gaat in het bijzonder op voor somatiserende patiënten. Het gaat hier om een patiënt met een somatisatiestoornis. De diagnose wordt gesteld op grond van de medische voorgeschiedenis. Patiënten met een somatisatiestoornis worden vaak niet door de huisarts herkend, tenminste als we afgaan op hun medische dossiers, want daarin ontbreekt vrijwel altijd een aanwijzing in die richting.

Op grond van bovenstaande gegevens is het duidelijk dat hier sprake is van een patiënt die ernstig somatiseert. De heer Beemsterboer voldoet aan de criteria van een somatisatiestoornis. Een van de uitgangspunten daarbij is de klachten serieus te nemen. Ik doe er dus goed aan bij hem een huisbezoek af te leggen.

Somatisatiestoornis

De somatisatiestoornis valt onder de somatoforme stoornissen in de DSM-IV. Het is een klasse van zes psychiatrische stoornissen waarvan het essentiële kenmerk is het voorkomen van lichamelijke klachten zonder dat daarvoor een lichamelijke oorzaak is en waarbij het aannemelijk is dat deze klachten gerelateerd zijn aan psychologische factoren. Somatisatiestoornis is de meest onderzochte van deze stoornissen. Het is een aandoening die kan worden beschouwd als een extreme ontsporing van het ziektegedrag. De prevalentie van deze aandoening is laag: 0,4-0,65% in de Verenigde Staten. Omgerekend naar een Nederlandse normpraktijk van 2350 zielen gaat het om zo'n tien patiënten per praktijk. Het syndroom kenmerkt zich door hardnekkige klachten in meerdere orgaansystemen en door veelvuldig doktersbezoek.

De DSM-IV-operationalisatie van somatisatiestoornis is als volgt

A   Een anamnese van vele lichamelijke klachten of de overtuiging ziek te zijn, beginnend voor het 30e jaar en verscheidene jaren durend, en leidend tot medische behandeling en significant disfunctioneren.

B   Ten minste 8 symptomen, te weten: 4 pijnsymptomen, 2 gastro-intestinale symptomen, 1 seksueel symptoom en 1 pseudoneurologisch symptoom. Om een symptoom als kenmerkend te beschouwen moet het voldoen aan de volgende criteria:

– Het symptoom is niet te verklaren door een lichamelijke ziekte, verwonding, medicatie, drugs of alcohol. Als toch een verband met organische pathologie aanwezig is, dan is de klacht of de sociale of beroepsmatige tekortkoming uiterst overdreven in relatie tot de aandoening.

– Het symptoom komt niet uitsluitend voor tijdens een paniekaanval.

– De klachten moeten de betrokkene ertoe gebracht hebben medica-

menten te gebruiken, een arts te raadplegen of van levensstijl te veranderen.
– De klachten zijn niet bewust voorgewend.

Op basis van een serie van 41 patiënten met somatisatiestoornis stelden Smith et al. een lijst van de klachten op. De acht meest voorkomende klachten zijn afgebeeld in tabel 7-2.

7-2   De meest voorkomende symptomen bij een patiënt met somatisatiestoornis

symptoom	percentage patiënten met symptoom
pijn op de borst	90
tintelingen	85
buikpijn	85
duizeligheid	83
gevoel van zwakte	83
kortademigheid	81
hoofdpijn	78
vermoeidheid	76

Escobar et al. stelden in een bevolkingsonderzoek naar het voorkomen van somatisatiestoornis vast dat een gedeelte van de onderzochte personen niet voldeed aan alle criteria voor die stoornis. Met name voldeden ze niet aan het criterium van minimaal acht symptomen. Deze personen hadden echter wel veel lichamelijke klachten. Daarom ontwikkelden de auteurs een minder restrictieve definitie. Hun criterium was minimaal vier symptomen voor mannen en zes voor vrouwen uit de 35-symptomenlijst voor somatisatiestoornis uit de DSM-III. Zij gaven hieraan de naam 'chronische somatisatie'. De auteurs vonden in een epidemiologisch onderzoek onder de bevolking dat 4,4% van de ongeveer 3000 onderzochte personen aan de definitie van chronische somatisatie voldeed. Dat is dus veel meer dan het aantal patiënten dat aan de definitie van somatisatiestoornis voldoet. Ook Portegijs pleit voor het overnemen van de definitie van Escobar voor gebruik in de huisartsgeneeskunde.

Patiënten met een somatisatiestoornis en chronische somatisatie hebben vaker dan gemiddeld een traumatische jeugd gehad met kindermishandeling, seksueel misbruik, affectieve verwaarlozing en dergelijke. Gezinsleden uiten zich ook vaak met somatiserend gedrag. Op latere leeftijd is vaker sprake van echtscheidingen en kindermishandeling. Het beroepsmatig functioneren blijft bij deze patiënten sterk onder de maat en ze zijn vaker werkloos.

Somatisatiestoornis kan samengaan met andere psychiatrische aandoeningen. De volgende nevendiagnosen worden het vaakst genoemd: depressie (bij 52-94%), gegeneraliseerde angststoornis en paniekstoornis. Ook alcohol- en drugsverslaving komen vaker voor. Persoonlijkheidsstoornissen die in verband met deze aandoening worden genoemd, zijn een antisociale of een theatrale persoonlijkheidsstoornis.

Vervolg casus

Ik tref de heer Beemsterboer thuis stokstijf rechtop zittend op de bank aan. Zijn vrouw en dochter kijken vanaf een afstandje bezorgd toe. 'Dokter, ik kan alleen maar onbeweeglijk op de bank zitten, anders ga ik over mijn nek,' zegt hij. In het teiltje naast zijn bed ligt wat braaksel. Hij vraagt of ik niet te veel aan hem wil komen, omdat hij dan weer zou kunnen gaan braken. Daarom beperk ik me tot het meten van de bloeddruk, die 130/95 mmHg bedraagt. Ik stel vast dat er geen nystagmus bestaat. Verder laat ik het erbij. Het lijkt me verstandig wat de diagnose betreft mee te gaan met de probleemdefinitie van de patiënt. Die luidt, zo is mijn inschatting: 'Ik ben erg ziek en ik wil dat u daar goed nota van neemt.'

Ik toon mijn medeleven door op te merken dat duizeligheid een heel vervelende klacht is. Ik merk op dat er niet zoveel aan te doen is, maar dat medicijnen wat verlichting kunnen geven. Ik ga nu niet in op de mogelijke psychosociale achtergronden van de klacht, want daar heb ik bij hem slechte ervaringen mee. Ik voorspel dat het enige dagen of weken kan duren voordat hij beter is. Ik schrijf betahistine voor en verzoek hem me na het weekend te bellen om te vertellen hoe het ermee staat.

Zou u dat ook zo hebben aangepakt?

Op grond van de voorgeschiedenis gaat het hier waarschijnlijk weer om een functionele klacht. Duizeligheid en braken komen vaak voor bij een somatisatiestoornis (zie tabel 7-2). Bij een patiënt met een somatisatiestoornis is het hoofddoel van de behandeling de patiënt sociaal en maatschappelijk zo goed mogelijk te laten functioneren en medische interventies zo veel mogelijk te beperken. Daarbij zijn de algemene uitgangspunten van belang die voor alle vormen van chronische somatisatie gelden (tabel 7-3).

De aanpak die ik in deze casus tot dusverre hebt gevolgd, is in overeenstemming met bovengenoemde uitgangspunten. Dat blijkt onder andere uit het feit dat ik inga op het verzoek van de patiënt om een huisbezoek, dat ik serieus aandacht besteed aan zijn klachten en dat ik niet zeg dat het allemaal ingebeeld is. Tevens bied ik vervolgafspraken aan die de mogelijkheid bieden het vertrouwen van de patiënt te winnen. Op die manier hoop ik met hem in gesprek te komen, wat een gunstige invloed kan hebben op het beloop van de ziekte-episode.

7-3	Algemene uitgangspunten voor de arts bij de behandeling van chronische somatisatie

aanvaarden van de patiënt met chronische somatisatie
zich instellen op langdurige vertrouwenwekkende behandelcontacten met de patiënt
met een empathisch oor kunnen luisteren naar wat de patiënt te zeggen heeft
niet willen streven naar 100% genezing
niet opdringen van een eigen mening over de klachten
niet bagatelliseren van de klachten of twijfelen aan het realiteitsgehalte ervan
de patiënt behulpzaam zijn bij vraagverheldering

Amerikaanse interventiestudie

Smith et al. voerden een interessante interventiestudie uit bij patiënten met een somatisatiestoornis. Het betreft een groep patiënten bij wie in een eerder onderzoek was vastgesteld dat hun medische kosten in drie maanden negenmaal hoger waren dan de gemiddelde uitgave per hoofd van de bevolking in de Verenigde Staten. De 38 patiënten uit het onderzoek werden gerandomiseerd over een interventie- en een controlegroep. De behandelend artsen van de patiënten, meest 'primary care physicians', kregen per brief uitleg over wat somatisatiestoornis inhoudt en instructie over een aanpak die men succesvol achtte (tabel 7-4).

7-4	Uitleg en instructie per brief aan behandelend artsen van patiënten met somatisatiestoornis
uitleg	beschrijving van wat somatisatiestoornis precies inhoudt, van het natuurlijke beloop en vermelding van de lage morbiditeits- en mortaliteitsrisico's
instructies	regelmatige afspraken met de patiënt, bijvoorbeeld iedere vier tot zes weken, onafhankelijk van de vraag of er wel of geen klachten zijn
iedere klacht van de patiënt ook serieus lichamelijk onderzoeken
ziekenhuisopnamen, diagnostisch onderzoek en ingrepen waar mogelijk vermijden
niet tegen de patiënt zeggen dat het 'allemaal ingebeeld is'

De behandelend artsen uit de controlegroep kregen deze instructie niet. Na negen maanden werd aan de patiënten uit de controlegroep eveneens aangeboden het interventieprogramma te volgen.

Na negen maanden waren de kwartaalkosten voor geneeskundige hulp in de behandelgroep 53% gedaald. Ze bleven constant hoog in de controlegroep. Bij follow-up negen maanden daarna bleven deze kosten op dit lagere niveau gehandhaafd. Na 'cross-over' van de controlegroep naar de interventiegroep trad binnen de daarop volgende negen maanden in deze groep ook een daling op van de kwartaalkosten, en wel met 49%. De beleefde gezondheidstoestand van de patiënten bleef gelijk in het achttien maanden durende onderzoek.

Vervolg casus

Na het weekend blijken de klachten niet verminderd te zijn. Tijdens een gesprek in de praktijk, veertien dagen na het begin van de ziekte-episode, komt de heer Beemsterboer met een ontboezeming. Hij oppert dat stress op het werk een rol zou kunnen spelen. Er zijn conflicten met zijn directe chef. Die heeft hem namelijk beticht van werkweigering. De duizelingen zijn begonnen toen hij naar de bedrijfsarts moest. Hij was bang dat die arts hem aan het werk zou sturen. Hij is bang zijn baan kwijt te raken, omdat hij dan, door financiële nood, gedwongen zou zijn hun koophuis te verlaten. In de weken die daarop volgen, blijkt steeds duidelijker dat zijn chef hem niet meer terug wil hebben. De maat is vol na al die jaren met problemen. De duizeligheidsklachten houden dan ook aan. Ze zullen pas verdwijnen als hij na een jaar op medische gronden wordt afgekeurd.

In het verloop van het jaar dat de somatisatie-exacerbatie heeft geduurd, is de omvang van de medische hulp als volgt. Ikzelf heb vijf reguliere consulten met de patiënt. Crisisinterventie is niet nodig. Tijdens die consulten gaat het over de somatische aspecten van de duizeligheid, maar de relatie met stress is ook goed bespreekbaar. De heer Beemsterboer komt er rond voor uit dat het hem erom te doen is een WAO-uitkering veilig te stellen. Op zijn verzoek verwijs ik hem naar de neuroloog, die hem op zijn beurt naar de kno-arts verwijst. Beiden kunnen geen somatische oorzaak voor de duizeligheid vinden. Ook vindt een consult bij een waarnemer plaats, die hem wegens pijn op de borst met spoed naar een cardioloog verwijst. Als het veiligstellen van een WAO-uitkering langs de somatische weg geen resultaat lijkt op te leveren, verzoekt de patiënt om verwijzing naar een psychiater. Die stelt de diagnose op somatisatiestoornis. Via die weg volgt afkeuring. Daarna verdwijnen de klachten snel.

Kunt u nu tevreden zijn?

In deze casus is sprake van een exacerbatie van een somatisatiestoornis als gevolg van een belangrijke stressor, te weten dreigend verlies van werk. De ziekte-episode heeft uiteindelijk geleid tot definitieve arbeidsongeschiktheid. Van een behandeling in de zin van het tegengaan van de somatisatieneiging is geen sprake geweest. Het is hier beter te spreken van begeleiding.

Zijn de behandel-
doelen gehaald?

De begeleiding is redelijk volgens de algemene uitgangspunten verlopen. Van meet af aan aanvaardde ik het ziektegedrag van de patiënt.
Daardoor kon ik me instellen op langdurige behandelcontacten en met
een empathisch oor naar de patiënt luisteren. In het begin van de ziekte-episode heeft de patiënt een stressor naar voren gebracht, wat de begeleiding heeft vergemakkelijkt. Hierdoor was het mogelijk ook psychosociale factoren bij de begeleiding te betrekken. Het is heel ongebruike-
lijk dat patiënten met een somatisatiestoornis zelf een psychologische
stressor naar voren brengen. Ze hebben namelijk een sterke weerstand
tegen een psychologische verklaring voor hun klachten. Het kan zijn dat
'het zich begrepen voelen van de patiënt' de ontboezeming in deze casus
mogelijk heeft gemaakt. Het goede gespreksklimaat heeft er vrijwel zeker toe bijgedragen dat zich geen conflicten hebben voorgedaan over de
verleende hulp, dat er vrijwel geen crisisinterventie is geweest en dat
geen buitensporige medische consumptie heeft plaatsgevonden.

Het maatschappelijk functioneren is helaas ernstig verstoord geraakt.
De patiënt is ten slotte in de WAO beland. Ook psychiatrische bemoeienis heeft daaraan niets kunnen veranderen. De kans is groot dat patiënten met een somatisatiestoornis vroeg of laat langdurig ziek of arbeids-
ongeschikt worden. In een onderzoek onder 41 patiënten met somatisatiestoornis, waarvan de gemiddelde leeftijd 44 jaar bedroeg, bleek dat
85% niet meer werkte wegens gezondheidsproblemen.

De medische consumptie is gedurende deze ziekte-episode niet buitensporig geweest. Drie verschillende medisch specialisten werden geraadpleegd, waarvan twee verwijzingen buiten mij om: een typisch patroon als somatisatie in het spel is. Het was niet nodig tegen die verwijzingen beperkend op te treden, omdat geen sprake was van buitensporige tweedelijns medische bemoeienis in de zin van ziekenhuisopnamen
of ingrijpende diagnostische en/of therapeutische verrichtingen. Als dat
wel het geval is of dreigt te worden, dan heeft de huisarts de taak contact
te zoeken met de specialist en hem te verzoeken een terughoudend beleid te voeren. Om die monitoringfunctie goed te vervullen is het aan te
bevelen ook zonder dat de patiënt op het spreekuur komt, met enige re-
gelmaat het medisch dossier in te zien.

Terugblikkend op deze somatisatie-episode blijft een gemengd gevoel over. Het beroep op de gezondheidszorg is beperkt gebleven, maar
het is niet haalbaar gebleken de patiënt beroepsmatig aan het werk te
houden. Dat is jammer.

Literatuur

1   Zwaard R van der, Grundmeijer HGML. Somatisatiestoornis:
klinisch beeld, herkenning en behandeling. Ned Tijdschr Geneesk
1994;138:595-9.
2   American Psychiatric Association. Quick reference to the diagnostic
criteria from DSM-III-R. Washington DC: Swets and Zeitlinger, 1987.
3   Smith GR, Monson A, Ray D. Patients with multiple unexplained
symptoms: their characteristics, functional health and health care
utilization. Arch Intern Med 1986;146:69-72.
4   Murphy MR. Classification of the somatoform disorders. In: Bass C,
ed. Somatization: physical symptoms and psychological illness. Oxford:
Blackwell scientific publications, 1990:10-39.
5   Smith GR, Monson RA, Ray DC. Psychiatric consultation in
somatization disorder: a randomized controlled study. N Eng J Med
1986;314:1407-13.
6   Escobar JI, Burnam MA, Karno M, et al. Somatization in the
community. Arch Gen Psychiatr 1987;44:713-8.
7   Portegijs PJM. Somatization in frequent attenders of general practise
(thesis). Maastricht: Rijksuniversiteit Maastricht, 1996.

Buik ziek, hoofd niet ziek

Chronische somatisatie bij een allochtone vrouw

Casus

Tijdens het ochtendspreekuur vraagt de 43-jarige mevrouw Zaoudi een huisbezoek aan wegens buikpijn. Ze vertelt dat ze voor die klachten al bij de internist
onder behandeling is, maar dat de pijn nu onhoudbaar is geworden. Terwijl ze
me dit telefonisch mededeelt, realiseer ik me dat het me helemaal niet voor de
geest staat dat ze daar momenteel onder behandeling is. Ik spreek met haar af dat
ik na het spreekuur zal langskomen.

Na het spreekuur ga ik er eerst eens goed voor zitten om haar dikke medisch
dossier nog eens door te nemen. De medische voorgeschiedenis begint tien jaar geleden, een halfjaar na haar komst naar Nederland, met een uterusextirpatie wegens hevige pijn in de onderbuik. Een harde medische indicatie daarvoor ont-
brak. Aangezien de buikklachten na de ingreep niet waren verdwenen, volgde drie
maanden later laparoscopie met adhesiolyses en ovariëctomie rechts. Enkele
maanden later kwam het gezin wegens verhuizing in mijn praktijk terecht. Van
meet af aan was bij mevrouw Zaoudi sprake van een hoge medische consumptie.
De specificatie daarvan over de afgelopen vijf jaar is weergegeven in tabel 8-1.

8-1

Medische hulp verleend in de periode januari 1991 - april 1996

---

47 consulten wegens lichamelijke klachten
13 verschillende lichamelijke klachten aangeboden
5 ziekenhuisopnamen in de laatste 2 jaar bij 4 verschillende specialismen, alle
wegens buikpijn
6 verschillende ingrepen verricht, te weten:
- diagnostische laparoscopie tweemaal
- laparotomie tweemaal waarbij punctie vaginatop
- ovariëctomie links en adhesiolyses
- gastroscopie tweemaal
momenteel nog onder behandeling bij internist

Terwijl ik dit lees, realiseer ik me dat het kennelijk langs me heen gegaan is
dat ze de laatste twee jaar zo vaak in het ziekenhuis opgenomen is geweest wegens
buikklachten. Zoiets ontgaat me anders nooit.

De psychosociale voorgeschiedenis laat zien dat mevrouw Zaoudi tien jaar geleden wegens gezinshereniging met twee kinderen naar Nederland emigreerde.
Haar echtgenoot verbleef hier toen al enkele jaren. Hij gaf Arabische les op een lagere school. In 1991 kwamen in verband met hardnekkige hoofdpijnklachten hu-

welijksproblemen ter sprake. Haar echtgenoot wilde volgens haar van haar af. Hij zou van mening zijn dat een vrouw zonder baarmoeder geen echte vrouw meer was. Aangezien geen medische oorzaken voor de hoofdpijn aan het licht kwamen, ging ze op mijn aandringen naar de Riagg. De diagnose werd gesteld op een depressie bij huwelijksproblemen. De behandeling kwam niet echt van de grond, deels wegens taalproblemen en deels omdat mevrouw er weinig heil in zag. Sinds enkele jaren leeft het echtpaar nu gescheiden van tafel en bed. De kinderen wonen bij moeder. Er is nog wel contact tussen de echtelieden over de kinderen. Mevrouw Zaoudi maakt op mij een meer dan gemiddeld ontwikkelde indruk. Ze spreekt nog steeds gebrekkig Nederlands, maar verstaat het redelijk goed. Ze heeft geen werk buitenshuis en leeft nogal geïsoleerd.

Overkomt het u ook wel eens dat de hulpverlening aan een patiënt langs u heengaat?

Op grond van de voorgaande informatie luidt de conclusie dat hier sprake is van chronische somatisatie. De patiënte lijkt te zijn vastgelopen in het medische kanaal. Ik realiseer me dat nu pas. Het is kennelijk langs mij heen gegaan hoe het verloop van de medische hulpverlening de laatste tijd is geweest.

Het gevoel niet op de hoogte te zijn van de stand van zaken zal de huisarts vaker overkomen bij somatisatie dan bij een welomschreven somatisch probleem. Dat kan te maken hebben met de complexiteit en het vaak ongestructureerde verloop van de hulpverlening bij somatisatie. Het kan er ook mee te maken hebben dat de huisarts zich afsluit voor de patiënt en diens probleem.

Om dat te begrijpen moeten we stilstaan bij het medisch handelen van de huisarts. Die probeert in het consult evenwichtig aandacht te besteden aan somatische en psychologische factoren, zeker als hij vermoedt dat somatisatie in het spel is. Hij doet dit door een dialoog met de patiënt tot stand te brengen en te zorgen voor een goede arts-patiëntrelatie. Die huisarts kan dan worden geconfronteerd met een patiënt die daar helemaal niet van gediend is. Die wil zijn ziek-zijn juist blijven toeschrijven aan een lichamelijke aandoening en wil de daaraan gekoppelde verwachtingen over het somatisch handelen van de huisarts niet opgeven. Als de communicatie dan ook nog eens wordt bemoeilijkt door taalproblemen, kunnen bij de huisarts ergernis en irritatie in de behandeling sluipen. Dat kan ertoe leiden dat hij de regie opgeeft en zich zelfs gaat afsluiten voor de patiënt. In dit geval zijn het mijn eerdere ervaringen met deze patiënte die mij het gevoel hebben gegeven met haar te zijn vastgelopen. Daarom heb ik me van haar afgewend en is het verloop van de huidige somatisatie-episode tot nu toe langs mij heen gegaan.

Wat hier allereerst nodig is, is dat ik me over mijn ergernis en irritatie heen zet en de somatisatieneiging van de patiënte weer aanvaardt. Daarbij kan het helpen te bedenken dat somatisatie bij allochtonen een geaccepteerde manier is voor het uitdrukken van emoties. Daarnaast is migratie een enorm 'life event', dat met destabilisatie gepaard gaat en ook om die reden tot somatisatie kan leiden. Nu ik me dit realiseer, vind ik dat ik moet proberen er het beste van te maken.

Somatisatie in cultureel perspectief

Het verschijnsel somatisatie komt wereldwijd voor, maar wordt vaker gezien in culturen waarin het uitdrukken van emotionele problemen in psychologische termen traditioneel wordt genegeerd of onderdrukt. Dat geldt voor de hele niet-westerse wereld. In dat licht is somatisatie bij allochtonen in Nederland – die voor een groot deel afkomstig zijn uit niet-westerse culturen – wellicht beter te begrijpen. Somatisatie is in die culturen een basismechanisme als antwoord op stress. Het is ook een geaccepteerde manier om van verantwoordelijkheden te worden ontslagen en in aanmerking te komen voor de secundaire winst die de ziekenrol meebrengt.

Uit een Amerikaans bevolkingsonderzoek in de regio Los Angeles naar de omvang van DSM-III-stoornissen kwam het volgende naar voren. De afgezwakte vorm van somatisatiestoornis, chronische somatisatie geheten (zes symptomen in plaats van de dertien die zijn vereist bij een echte somatisatiestoornis), kwam bij Amerikaanse vrouwen van Mexicaanse afkomst veel vaker voor dan bij blanke Amerikaanse vrouwen. In de leeftijdscategorie boven de 40 jaar was dit 15% respectievelijk 3%. Van de vrouwen in deze leeftijdsgroep die aan depressie leden, had zelfs 48% van de Mexicaans-Amerikaanse vrouwen tegenover 18% van de blanke Amerikaanse vrouwen chronische somatisatie als co-morbiditeit.

Kleinman et al. deden in 1985 onderzoek naar de geestelijke gezondheidstoestand onder de Chinese bevolking. In het Chinese gezondheidszorgsysteem gaven psychosociale problemen destijds geen recht op de ziekenrol. Zij onderzochten 100 Chinezen in Hunan bij wie door de Chinese psychiater de diagnose neurasthenie was gesteld. Zij vonden dat bij 87 van hen sprake was van een depressie in engere zin. Alle patiënten echter hadden medische hulp gezocht voor lichamelijke klachten zoals hoofdpijn, duizeligheid en pijn op de borst. De reden om de diagnose als neurasthenie te omschrijven was dat hierdoor het stigma van een psychiatrische ziekte werd vermeden en het recht op uitkering werd veiliggesteld.

Somatisatie toont ook een samenhang met levensgebeurtenissen (life events) of gebeurtenissen die als stressgevend worden ervaren, zoals migratie. Migratie is een deel van de verklaring voor het feit dat somatisatie bij allochtonen vaker voorkomt. Hierbij moet men ervoor waken alle patiënten uit minderheidsgroeperingen over één kam te scheren. Land van herkomst, gedwongen of vrijwillig vertrek, leeftijd, ontwikkeling, inkomen, mate van acculturatie, beheersing van de Nederlandse taal, geslacht, aantal jaren in Nederland en eerste of tweede generatie spelen alle een rol in de mate van somatisatieneiging en de vorm waarin deze zich manifesteert.

Obstakels in de medische hulpverlening

De patiënt heeft mede vanuit zijn culturele achtergrond bepaalde gedachten en overtuigingen over wat er met hem aan de hand is. Daaraan gekoppeld zijn verwachtingen en wensen ten aanzien van de medische hulpverlening. Deze patiënt wordt geholpen door een huisarts die een westerse medische opleiding heeft gevolgd. In die opleiding tracht men somatisatie in een breder, biopsychosociaal, perspectief te plaatsen. Op basis daarvan beschikt de Nederlandse huisarts over een aantal vaardigheden om het instandhouden of versterken van somatisatie tegen te gaan. Hij zal trachten een goede arts-patiëntrelatie tot stand te brengen, die nodig is om met de patiënt in dialoog te raken; een dialoog waarin zowel aandacht voor somatische als psychosociale onderwerpen mogelijk is.

Taal speelt in die benadering een doorslaggevende rol. Dat kan het eerste obstakel zijn voor een adequate hulpverlening, omdat allochtonen, vooral die van de eerste generatie, de Nederlandse taal vaak onvoldoende beheersen. Een tweede obstakel kan zijn dat de patiënt door zijn culturele achtergrond helemaal niet gediend is van deze op westerse leest geschoeide aanpak. Hij kan bijvoorbeeld het bestaan van psychosociale problemen ontkennen of bagatelliseren. Hij kan zelfs ronduit afwijzend staan tegenover de suggestie van de huisarts dat er een verband zou kunnen bestaan tussen de lichamelijke klachten en de psychosociale problemen. Als gevolg hiervan kunnen weerstand, onbegrip en irritatie in de behandeling sluipen. Dit komt het behandelklimaat niet ten goede en heeft gevolgen voor alle aspecten van de hulpverlening. De attitude van de huisarts tegenover deze patiënt kan negatief worden.

In de dagelijkse praktijk kan dit leiden tot het voorschrijven van te veel medicatie, klakkeloos verwijzen naar de medisch specialist, geheel negeren van het psychosociale spoor en het opgeven van de regiefunctie die bij somatisatie zo belangrijk is.

Zo kan bij allochtonen gemakkelijker dan bij autochtone Nederlanders een situatie ontstaan waarin de patiënt door het inadequaat omgaan met en reageren op ziekte, onlustgevoelens, klachten of problemen (door hemzelf, zijn sociale omgeving of vertegenwoordigers van de gezondheidszorg), meer dan nodig afhankelijk wordt van medische hulpverlening of zelfs vastloopt in het medische kanaal.

Vervolg casus

Mevrouw Zaoudi is alleen thuis. Ze ligt in bed met een van pijn vertrokken gezicht. 'Zo gaat het niet langer,' zegt ze met een hese stem, die waarschijnlijk wordt veroorzaakt door het vele kokhalzen. Ook tijdens mijn huisbezoek kokhalst ze veelvuldig en grijpt daarbij naar een teiltje dat binnen handbereik staat. Ze vertelt dat ze vorige week een dag opgenomen is geweest in het ziekenhuis en toen een klysma heeft gekregen wegens obstipatie. Over een maand verwacht de internist haar terug voor een nieuwe gastroscopie, maar nu kan ze het niet langer volhouden.

Bij het lichamelijk onderzoek kan ik geen afwijkingen vinden. Wel is de buik drukpijnlijk. Opvallend is dat patiënte de neiging heeft om te vallen als ik haar rechtop wilt laten zitten. Het geheel maakt op mij een theatrale en kinderlijk afhankelijke indruk. We praten nog wat na terwijl ik op de rand van het bed zit. Ik krijg te horen dat haar echtgenoot alleen af en toe nog langskomt vanwege de kinderen. Volgens haar heeft hij misschien een andere vrouw. De relatie is slecht, maar ze wil niet scheiden omdat dat in Marokko als heel erg wordt ervaren. Ze zegt dat de pijn al maanden zeer hevig is en dat ze daarom tot niets komt. Af en toe krijgt ze bezoek van een buurvrouw of haar schoonzus. Verder moet ze vaak naar het ziekenhuis voor behandeling.

Ze wijst mijn suggestie van de hand dat de buikklachten met haar psychische toestand te maken hebben. 'Nu niet dokter, nu is het mijn buik; hoofd niet ziek.' Ik zeg dat ik over de voortzetting van de behandeling moet nadenken. Ondertussen schrijf ik haar sennosidesiroop voor, een sterk middel tegen obstipatie dat ik zelden voorschrijf. Ik vraag of ze me over twee dagen wil bellen om te vertellen hoe het gaat.

Hoe kon het zo ver komen?

In psychosociaal opzicht is sprake van aanpassingsproblemen door migratie. Er zijn langbestaande relatieproblemen en de patiënte stelt zich afhankelijk op. Ze verkeert in een sociaal isolement. De hulpverlening is gedurende deze episode uitsluitend gericht geweest op de biomedische aspecten van de klachten. De patiënte is vastgelopen in het medische kanaal. Tot nu toe heb ikzelf als huisarts de zaak te veel op zijn beloop gelaten.

Hoe zou het beter kunnen?

Op grond van de regiefunctie van de huisarts die bij somatisatie zo belangrijk is, is het van belang dat hij bij een nieuwe klachtenperiode direct in actie komt. Mits adequaat aangepakt, is in een beginstadium vaak een bredere benadering mogelijk en hoeft de zaak niet zo onwrikbaar vast te lopen. In dit geval had ik het volgende kunnen doen:
– patiënte uitnodigen voor een gesprek en daarbij ingaan op de precieze aard van de klachten; vragen naar omstandigheden die met de klachten te maken hebben; de patiënt opdracht geven een dagboek bij te houden; vragen wat ze verwacht van de medische behandeling; wijzen op de gevaren ervan enzovoort;

– zo nodig vragen of ze bij het volgende gesprek met een vertrouwenspersoon wil komen, bijvoorbeeld haar partner, die in dit geval nog niet van het toneel verdwenen blijkt te zijn;
– gebruik van een tolk voorstellen als taalproblemen het gesprek in de weg staan;
– nog eens psychosociale factoren bespreken en daarbij gebruikmaken van onderstaande adviezen;
– erop toezien dat patiënte steeds door mijzelf wordt teruggezien;
– me bij verwijzing opwerpen als verbindingspersoon tussen patiënte en specialist; de specialist erop wijzen dat hij met een somatiserende patiënte te doen heeft, wat terughoudendheid in de behandeling vereist.

Nu het zover is gekomen dat de patiënte is vastgelopen in het medische kanaal, is het moeilijk de zaak te demedicaliseren.

Adviezen bij gesprekken over psychosociale context

Mevrouw A.G. Limburg-Okken, psychiater, en mevrouw M.J.Th. Lutjenhuis, huisarts, schreven een brochure met een handreiking voor een gesprek bij eerste-generatiemigranten van Turkse/Marokkaanse herkomst. Hieronder volgen de belangrijkste algemene adviezen voor gesprekken over de psychosociale context bij somatisatie. De uiteenzetting dient als voorbeeld voor de specifieke benadering die bij personen van allochtone herkomst is vereist. Verder wordt verwezen naar specifieke literatuur over dit onderwerp. Het is belangrijk voorafgaand aan een dergelijk gesprek een vertrouwensrelatie met de patiënt op te bouwen. Begin met de minst bedreigende onderwerpen, bijvoorbeeld de ziekte zelf. Bespreek dan de maatschappelijke context waarin deze ziekte wordt beleefd. Bespreek als eerste de minst bedreigende context: werk en huisvesting. Ga daarna over op de relatie die de klacht met de familie en het gezin heeft en eindig met de gevolgen voor de persoon zelf (psychosociale gevolgen).

De volgende punten verdienen daarbij aandacht:
– Vraag eerst naar feiten, later naar meningen en in laatste instantie naar gevoelens.
– Laat blijken op de hoogte te zijn van denkbare psychosociale problemen en leg die vragenderwijs voor.
– Als u merkt dat een onderwerp te bedreigend is, geef dat dan te kennen aan de patiënt. Bewaar dat onderwerp voor later.
– Leg niet te snel een causaal verband tussen een aan het licht gekomen psychosociaal probleem en de lichamelijke klachten. Veel patiënten geven eerder het omgekeerde te kennen: de ziekte is de oorzaak van het piekeren, stress, enzovoort.
– Benadruk regelmatig uw beroepsgeheim en zwijgplicht.

Voorbeeld- gesprekken	Hierna volgt een opsomming van problemen die ter sprake kunnen worden gebracht. Deze opsomming is niet volledig, maar geeft een indruk van vragen die kunnen worden gesteld en van mogelijke interpretaties door de arts van de antwoorden.

Eerste gesprek

In het eerste gesprek wordt aandacht besteed aan de aard van de klachten/afwijkingen. De feiten horen bekend te zijn. Wat is de aard van de lichamelijke klachten? Wat zijn de bevindingen van uw eigen onderzoek en die van de medisch specialist? Daarna worden aanvullende vragen over de klachten gesteld.

– Vraag: Op welke dag zijn de klachten precies begonnen? Wat deed u toen, wat waren de omstandigheden? Wat deed u zelf om de klachten te verminderen?

– Interpretatie: een schrikervaring, hyperventilatieaanval of ziekte na het eten kunnen te maken hebben met een inheemse ziekte-interpretatie. Operatie, bedrijfsongeval, partus, probleem met werkhervatting kunnen de druppels zijn die de emmer deden overlopen.

– Vraag: Was u in Turkije/Marokko al ziek? Bent u ook ziek als u in uw geboorteland bent? Hebt u op vakantie (inheemse) genezers geraadpleegd? Zo ja, wat vonden die ervan?

– Vraag: Wat vindt de familie van uw klachten? Kunt u wel slapen door uw ziekte? Droomt u veel?

– Interpretatie: De mening van de familie is erg belangrijk. Die mening kan de onuitgesproken mening van de patiënt vertolken. Dromen zijn belangrijk vanwege de inheemse ziekte-interpretatie.

– Vraag: Is er sprake van vermagering, slechte eetlust, obstipatie, seksuele problemen, doorslaapstoornissen, moeilijk huilen en dagschommelingen (vitale kenmerken)?

– Interpretatie: Deze klachten wijzen op depressie. Veelvoorkomende atypische klachten hierbij zijn: vergeetachtigheid, kinderen niet meer kunnen verdragen, prikkelbaarheid, slaan, agressie, onrust, overgevoeligheid voor geluid.

Tweede en volgende gesprekken

In het tweede gesprek en eventuele volgende gesprekken kunnen meer algemene vragen aan de orde komen, zoals:

– Vraag: Hebt u goed werk, een goede baas?

– Interpretatie: U raakt op de hoogte van problemen op het werk, ervaringen met discriminatie, de reactie van collega's.

– Vraag: Wat voor uitkering hebt u? Is dat genoeg voor alles? Wie zorgt voor uw familie in Turkije/Marokko? Gaat het goed met hen?

– Interpretatie: Geldproblemen zijn vaak de oorzaak van psychische decompensatie, evenals zorgen om in het land van herkomst achtergebleven familieleden.

– Vraag: Hoe lang bent u getrouwd? Zijn uw vrouw en alle kinderen in Nederland? Zo nee, waarom niet?

– Interpretatie: Lang getrouwd en nog geen kinderen hebben kan ongewenste kinderloosheid betekenen. Soms is weigering van gezinshereniging door de partner het probleem. Met name bij ziekte kan de overkomst van de partner erg gewenst zijn. Het achterblijven van een kind in Turkije/Marokko komt regelmatig voor en is vaak een bron van zorg.

– Vraag: Wanneer gaat u naar de verzekeringsarts? Spelen op dit moment beroepszaken? Hebt u een advocaat?

– Interpretatie: Een hoge medische consumptie kan te maken hebben met beroepszaken en afschattingsprocedures.

Vervolg casus

Allereerst overleg ik telefonisch met de behandelend internist. Die gaat direct mee met mijn opvatting dat hier sprake is van somatisatie. Hij wil patiënte zelfs direct terugverwijzen. Ik vraag hem de controle nog even voort te zetten met zo min mogelijk interventies. Daarna overleg ik met een huisarts die veel ervaring heeft met allochtone patiënten. Hij adviseert me patiënte een steunend contact aan te bieden.

Een dag eerder dan afgesproken belt mevrouw Zaoudi mij al wegens toegenomen buikpijn en koorts. De nacht tevoren is ze met de buurvrouw weer naar de afdeling Eerste Hulp van het ziekenhuis geweest, maar na onderzoek teruggestuurd. Ik tref haar thuis weer alleen aan. Er is sprake van een crisissituatie. Ze kan niet eten en drinken en ze geeft aan onhoudbare buikpijn te hebben. Volgens mij kan ze niet alleen thuis blijven, mede omdat er niemand is om voor haar te zorgen. Ik pak de telefoon en overleg weer met de internist die ik eerder sprak. We komen overeen dat hij haar zal opnemen in het ziekenhuis om uit de crisis te raken. Aan het einde van de dag krijg ik een telefoontje van de echtgenoot van mevrouw Zaoudi, die haar heeft vergezeld naar het ziekenhuis. Hij zegt dat de opname niet is doorgegaan. Volgens hem vond de eerstehulparts het niet nodig en weigerde hij te overleggen met de internist. Ze zitten weer thuis.

Dat zit me natuurlijk helemaal niet lekker, maar ik heb niet de energie er nu nog werk van te maken. Ik spreek met hem af dat ik de volgende middag langskom.

Het verdere beloop is als volgt. Ik leg na de geweigerde opname nog twee huisbezoeken bij mevrouw Zaoudi af. Daarbij gedraagt ze zich onveranderd erg ziek en tot niets in staat. Ik stel opname in een crisiscentrum voor, maar daar wil ze niets van horen. Bij het tweede huisbezoek vertelt de heer Zaoudi me over het plan zijn vrouw naar haar zus in Zuid-Frankrijk te brengen. Daar zou ze kunnen aansterken. Zo gezegd, zo gedaan. Twee dagen later krijg ik een telefoontje uit Toulouse. Ze zijn daar juist per auto gearriveerd. Hij heeft zijn echtgenote liggend op de achterbank vervoerd.

Welk gevoel hebt u aan deze casus overgehouden?	De patiënte heeft zelf door haar vlucht naar Frankrijk voor het doorbreken van de impasse gezorgd. Maar wat voor oplossing is dit eigenlijk? Het is in wezen niet meer dan een noodsprong, omdat ze geen redelijk alternatief meer zag. Uit medisch oogpunt is het verloop van de hulpverlening onbevredigend geweest. De behandeldoelen, namelijk patiënte maatschappelijk en sociaal zo goed mogelijk te laten functioneren met een minimum aan medische interventies, zijn ver buiten bereik gebleven. Deze casus is illustratief voor het frustrerende beloop dat somatisatie kan hebben. Gelukkig verloopt de behandeling niet altijd zoals hier.
Had het beter gekund?	Als ik al veel eerder tijdens deze buikpijnepisode in actie was gekomen, was het beloop mogelijk anders geweest. De realiteit gebiedt echter te zeggen dat het aanmodderen blijft als het om chronische somatisatie gaat. Het is een probleem waarmee de gezondheidszorg niet goed raad weet. Patiënten komen daardoor nogal eens tussen de wal en het schip terecht. De huisarts staat er vaak alleen voor, terwijl de steun van andere disciplines onontbeerlijk is. Het is over het algemeen trouwens de vraag of patiënten met ernstige of chronische somatisatie wel binnen de setting van de huisartspraktijk kunnen worden geholpen. Volgens Lipowski, een autoriteit op het gebied van somatisatie, is dat niet haalbaar. De behandeling van patiënten die aan chronische somatisatie lijden, vergt volgens hem een complexe managementstrategie die het best in een klinische setting kan worden toegepast.

Somatisatie is een belangrijk probleem voor de gezondheidszorg. Het onderzoek hiernaar staat echter nog in de kinderschoenen. Belangrijk in de aanpak is de totstandkoming van een goede samenwerking tussen de somatische en de geestelijke gezondheidszorg en tussen de eerste en tweede lijn. De laatste tijd zijn enkele initiatieven van de grond gekomen. Te noemen vallen samenwerkingsprojecten tussen ziekenhuizen en GGZ-instellingen rond somatisatie en een consultatieproject waarbij de huisarts een psychiater kan consulteren. Ook in het ziekenhuis waar mevrouw Zaoudi werd behandeld, is tegenwoordig een polikliniek voor chronische onderbuikspijn. Deze wordt bemand door een gynaecoloog en een ziekenhuispsycholoog. Daarheen heb ik mevrouw Zaoudi verwezen toen ze drie jaar na de huidige episode een nieuwe periode van hevige buikpijn kreeg.

Literatuur

1   Escobar JI, Burnam MA, Karno M, et al. Somatization in the community. Arch Gen Psychiatr 1987;44:713-8.

2 Kleinman A, Kleinman J. Somatization: the interconnection in the Chinese society among culture, depressive experiences, and the meanings of pain. In: Kleinman A, Good B, eds. The culture and depression. University of California Press, 1985.

3 Bass C. Assessment and management of patients with functional somatic symptoms. In: Bass C, ed. Somatization: physical symptoms and psychological illness. Oxford: Blackwell scientific publications, 1990:40-72.

4 Lipowski ZJ. An inpatient programme for persistent somatizers. Can J Psychiatr 1988;33:275-8.

5 Cox MF. De vroegtijdige herkenning van somatisatie in de huisartspraktijk (thesis). Leiden: Rijksuniversiteit Leiden, 1992:45-6.

6 Limburg-Okken AG, Lutjenhuis MJTh. Handleiding voor een anamnestisch gesprek met migranten bij verholen psychologische problemen. Den Haag: GGD, Stafbureau epidemiologie, 1990.

7 Verhaak PFM, Collijn D, Wijkel D, et al. Psychiatrisch consult in de huisartspraktijk. Medisch Contact 1994;49:1319-21.

Printed in the United States
By Bookmasters